中國現代醫學發展史 天津篇

主 编　赵建国

上海科学技术文献出版社

SHANGHAI SCIENTIFIC AND TECHNOLOGICAL LITERATURE PRESS

图书在版编目（CIP）数据

中国现代医学发展史·天津篇/赵建国主编．—上海：上海科学技术文献出版社，2021
ISBN 978-7-5439-8338-0

Ⅰ.①中… Ⅱ.①赵… Ⅲ.①医学史—天津—现代
Ⅳ.①R-092

中国版本图书馆 CIP 数据核字（2021）第 104181 号

策划编辑：张　树
责任编辑：应丽春
封面设计：李　楠
书名题字：赵建国

中国现代医学发展史·天津篇
ZHONGGUO XIANDAI YIXUE FAZHANSHI，TIANJINPIAN
主编　赵建国
出版发行：上海科学技术文献出版社
地　　址：上海市长乐路 746 号
邮政编码：200040
经　　销：全国新华书店
印　　刷：河北文盛印刷有限公司
开　　本：787mm×1092mm　1/16
印　　张：16
版　　次：2021 年 6 月第 1 版　2021 年 6 月第 1 次印刷
书　　号：ISBN 978-7-5439-8338-0
定　　价：178.00 元
http://www.sstlp.com

《中国现代医学发展史·天津篇》
编委会

主　编　赵建国

副主编　（按照作者姓氏拼音字母排列）

方洪元　葛文华　李　牧　马景鑑　王　珩

徐延山　叶伟胜　张玉环　郑少雄

编　者　（按照作者姓氏拼音字母排列）

鲍　杰　天津市医疗健康学会健康大数据专业委员会委员

常彦飞　天津市津南区中医医院主治医师，天津市医疗健康学会内分泌专业委员会委员

陈洪章　天津红日药业股份有限公司医师，天津市医疗健康学会药物警戒专业委员会秘书长

陈金良　天津医科大学肿瘤医院主治医师，天津市医疗健康学会肿瘤专业委员会委员

陈新欣　天津红日药业股份有限公司职员，天津市医疗健康学会会员

杜宏生　天津市第一中心医院主任医师，天津市医疗健康学会神经外科专业委员会委员

杜艳霞　天津市天津医院副主任护师，天津市医疗健康学会健康大数据专业委员会委员

范振迁　天津医科大学第二医院副主任医师，天津市医疗健康学会内分泌专业委员会委员兼秘书

方洪元　天津医科大学总医院主任医师，天津市医疗健康学会皮肤性病专业委员会主任委员

葛文华　天津市医药学（协）会管理办公室副主任护师，天津市医疗健康学会秘书长

韩　琪　天津医科大学总医院教授，天津市医疗健康学会眼科专业委员会副主任委员

郝　征　天津中医药大学副教授，天津市医疗健康学会血液病防治专业委员会秘书长

何　庆　天津医科大学总医院主任医师，天津市医疗健康学会内分泌专业委员会副主任委员

胡锦华　天津市和平区新兴街社区卫生服务中心住院医师，天津市医疗健康学会脑病专业委员会委员

胡　燕　天津中医药大学讲师，天津市医疗健康学会护理专业委员会委员

黄鼎智　天津医科大学肿瘤医院主任医师，天津市医疗健康学会肿瘤专业委员会主任委员

黄永望　天津医科大学第二医院主任医师，天津市医疗健康学会耳鼻咽喉头颈外科专业委员会主任委员

季　洁　天津中医药大学第一附属医院主治医师，天津市医疗健康学会脑病专业委员会委员

李　博　天津市第三中心医院主管技师，天津市医疗健康学会健康大数据专业委员会委员

李凤敏　天津市津南医院副主任医师，天津市医疗健康学会痛风与核酸代谢专业委员会委员

李　牧　天津市第一中心医院主任医师，天津市医疗健康学会党支部书记、副会长，天津市医疗健康学会神经外科专业委员会主任委员

李　娜　天津市眼科医院办公室主任、高级政工师

李树颖　天津市西青医院主任医师，天津市医疗健康学会痛风与核酸代谢专业委员会常务委员

李　妍　天津市三中心医院主管药师，天津市医疗健康学会临床药学专业委员会委员

李征坡　天津体育职业学院讲师，天津市医疗健康学会医疗保健专业委员会委员

刘春雨　天津医科大学第二医院主任医师，天津市医疗健康学会泌尿外科专业委员会主任委员

刘淑香　天津医科大学总医院主管护师，天津市医疗健康学会副秘书长，天津市医疗健康学会健康大数据专业委员会秘书长

卢文艺　天津市第一中心医院主治医师，天津市医疗健康学会血液病防治专业委员会委员

马景鑑　天津市第一中心医院主任医师、教授，天津市医疗健康学会神经外科专业委员会常务委员兼秘书长

牛远杰　天津医科大学第二医院教授

彭　民　天津医科大学总医院主任医师，天津市医疗健康学会老年重症专业委员会副主任委员兼秘书长

漆蜀杰　天津红日药业股份有限公司药师，天津市医疗健康学会药物警戒专业委员会秘书

瞿全新　天津市第一中心医院主任医师，天津市医疗健康学会性健康专业委员会主任委员

任　耘　天津医科大学总医院主任药师，天津市医疗健康学会药物警戒专业委员会主任委员

沈剑鸣　天津医科大学第二医院主任医师、教授

孙朝静　天津红日药业股份有限公司，天津市医疗健康学会药物警戒专业委员会秘书

汤绍芳　天津医科大学总医院副主任医师，天津市医疗健康学会内分泌专业委员会常务委员兼秘书长

王　珩　天津市南开医院主任医师，天津市医疗健康学会副会长，神经内科专业委员会副主任委员

王　辉　天津市第三中心医院高级工程师，天津市医疗健康学会健康大数据专业委员会委员

王　凯　天津市天津医院主任医师、教授，天津市医疗健康学会医疗保健专业委员会主任委员

王　丽　天津市南开医院主管护师，天津市医疗健康学会护理专业委员会常务委员兼秘书长

王柳春　天津医科大学肿瘤医院主治医师，天津市医疗健康学会肿瘤专业委员会秘书长

王　琪　天津中医药大学第一附属医院主治医师，天津市医疗健康学会脑病专业委员会委员

王　勇　天津医科大学第二医院主任医师，天津市医疗健康学会泌尿外科专业委员会秘书长

王雨萍　天津市儿童医院主任药师，天津市医疗健康学会临床药学专业委员会委员

王增光　天津医科大学总医院主任医师、教授，天津市医疗健康学会健康大数据专业委员会主任委员

魏　锦　天津市第三中心医院副主任医师，天津医疗健康学会党支部副书记，天津市医疗健康学会医疗保健专业委员会秘书长

肖　蕾　中国人民解放军联勤保障部队第九八三医院副主任医师，天津市医疗健康学会脑病专业委员会副主任委员兼秘书长

邢卫斌　天津市第五中心医院主任医师，天津市医疗健康学会医学美容专业委员会主任委员

徐延山　天津市眼科医院主任医师，天津市医疗健康学会眼科专业委员会主任委员

徐一凡　天津医科大学眼科医院副译审

叶伟胜　天津市天津医院主任医师、教授，天津市医疗健康学会医疗保健专业委员会委员

袁如玉　天津医科大学第二医院主任医师，天津市医疗健康学会心血管专业委员会主任委员

张秉新　天津中医药大学第一附属医院主任医师，天津市医疗健康学会皮肤性病专业委员会副主任委员兼秘书长

张　栋　天津市海河医院主治医师，天津市医疗健康学会性健康专业委员会委员

张　虹　天津医科大学中心生态城医院教授，天津市医疗健康学会眼科专业委员会副主任委员

张　平　天津市胸科医院副主任药师

张绍刚　中国人民解放军联勤保障部队第九八三医院主任医师，天津市医疗健康学会脑病专业委员会副主任委员

张伟锋　天津中医药大学第一附属医院副主任医师，天津市医疗健康学会血液病防治专业委员会秘书

张玉环　天津市中医药研究院主任医师，天津市医疗健康学会副会长

赵建国　天津中医药大学第一附属医院主任医师、教授，天津市医疗健康学会会长

赵克明　天津市环湖医院神经外科主任医师

赵明峰　天津市第一中心医院主任医师，天津市医疗健康学会血液病防治专业委员会副主任委员

曾　健　中国人民解放军联勤保障部队第九八三医院副主任医师，天津市医疗健康学会健康大数据专业委员会常务委员

郑桂玲　中国人民解放军联勤保障部队第九八三医院副主任医师，天津市医疗健康学会内分泌专业委员会委员

郑　辉　泰达国际心血管病医院主任医师，天津市医疗健康学会内分泌专业委员会委员

郑少雄　天津医科大学第二医院教授，天津市医疗健康学会内分泌专业委员会主任委员

邹映雪　天津市儿童医院主任医师，天津市医疗健康学会儿科专业委员会主任委员

主编简介

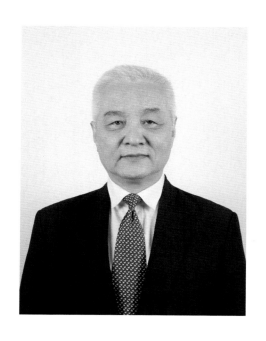

赵建国，天津市医疗健康学会会长，中国中西医结合学会神经科专业委员会顾问，天津市名中医，天津中医药大学第一附属医院国医堂中西医结合神经科主任医师、二级教授、博士生导师，享受国务院政府特殊津贴专家。

培养硕士、博士研究生130名。从事中西医结合临床工作45年。

自1987年至今先后到我国的大多数省市包括香港、台湾地区以及下述国家进行研修、医疗、讲学、科研合作及学术交流：如美国、英国、德国、法国、日本、巴哈马、前南斯拉夫、西班牙、荷兰、卢森堡、比利时、法属留尼汪岛、加蓬、毛里求斯、新加坡、阿曼、泰国、蒙古等，为祖国医学在海外的传播和现代医学的前沿引进，如卒中单元等起到了积极的推动作用。

主编出版著作有《脑梗死》（人民卫生出版社）、《中风病大讲堂》《中风病防治指南》《汉英·英汉常见医学病名词汇》《汉英医学病名词汇》等12部，国内外期刊上发表论文190余篇。曾多次在国内外担任英语、法语翻译，1991年在巴黎召开的第二届国际针灸大会上是唯一用英法两种语言主持大会的中国代表。

前　言

　　时光荏苒，白驹过隙，2021 年 7 月 1 日将迎来中国共产党建党 100 周年。在这特殊的历史节点，《中国现代医学发展史·天津篇》与读者见面了！奋战在天津市医务战线的七十多名作者，历经数月的努力终于见到了成果。虽然这不是一本轰轰烈烈的大作，虽然我们和先辈们横亘着几十年的时光，但在创意和编撰过程中，用一种可感可触的方式，好像使我们回到了天津现代医学发展的黄金时期，仿佛与那些不朽的前辈促膝而谈，那人那事那景都在尘封中重新拾起，并一起感受着天津现代医学无比辉煌的时代。

　　区别于传统医学的现代医学最早来源于西方，故国人习惯称其为西方医学（简称西医）。谈到中国现代医学发展史，不得不追溯到中国近代医学发展的历史（以天津为例）。根据《天津通志》记载，第二次鸦片战争中，英法联军先后于 1858 年 5 月至 1860 年 8 月三次进攻大沽口，最终从北塘登陆占领天津。1861 年 1 月 23 日，英军少将斯塔维利与海军总司令霍普斯在法租界的紫竹林建立了一所驻军医院门诊部，为英籍人、外国驻军和西洋人看病外，也接诊华人。这就是天津近代西医医学发展的起始。

　　为了长期占领中国，英军意识到必须建成一座永久性医院，遂于 1868 年将医院转交给伦敦会，改称英国伦敦会施医院。1869 年，从北京聘请了一位白姓中国大夫负责管理。清末的 1879 年 3 月，第一位将西方医学体系传入天津的外国人是英国伦敦医学传教士马根济（John Kenneth Mackenzie），他对推动天津乃至中国西方医学科技、医学教育理念的传播和普及起到了非常重要的作用。

　　通过马根济与李鸿章等天津上层绅士们的密切交往，并得到他们的支持，出资创办了天津近代第一所规模完整的西医医院及近代中国第一所官办医馆。该医院先后命名为"伦敦会施医院""总督医院"和"马大夫纪念医院"，即天津市肿瘤医院的前身。这家官办医馆的创办，促进了天津近代西医管理和医学教育模式的诞生，推动了近代医学人文思想及社会思想理念认识的转变，为加快天津及中国现代医学起源和发展的步伐作出了历史性决定性的贡献。

一百多年前，中国的一批先贤开始学习西医并逐步引进中国，而西医在天津的辉煌和发展却应从八十年前太平洋战争爆发（1941年12月7日至1945年8月15日）说起。当时北京协和医学院被日军侵占，医界人才被迫遣散，京津两地近在咫尺，各种原因促使大部分医学专家来到了天津。因此客观地说，战争给中国带来了灾难，但同时也为天津打开了现代医学这扇门。

这些先贤并非普通的医生，他们之中有学贯中西、英才勃发的博士，有大名鼎鼎的教授，更有身怀绝技的才子。他们来自全国各地，大多是当地头名状元考入了北京协和医学院，他们在这所医学院里学到了内科、外科、儿科、妇科、神经内科、神经外科、皮肤科，骨科、胸外科、泌尿外科，眼科、耳鼻喉科、放射科及公共卫生等多学科专业，他们把这些宝贵的医学知识带到了天津，可谓出道即巅峰。因此说，天津得到的是现代医学"宝塔尖"上的星火，"小火虽未炽，星火可燎原"，正是这些宝贵的医疗火种，燃遍了中华大地。

1949年前后，一批支持相信热爱中国共产党新政府的医学家，为殉国家之急放弃国外的优厚条件辗转回到中国，或者扎根本土报效祖国。这些现代医学家主要有三股力量：一是跟随欧美英语国家的人学习西医；二是跟随德语国家的人学习西医；三是跟随东北沈阳小河沿伪满时期的日本人学习西医。而这三批人中，以英语国家学习的人数最多。协和医学院被迫关闭后，很多医生完全可以去美国等医学发达的国家从业，但他们没有离开祖国，而是来到了天津，用实际行动表明了他们的态度：我是中国人，我有中国人的自尊和民族自信，我相信中国共产党建立的新中国，此刻国家需要我们。正是这些医学精英来到了天津卫，天津现代医学的各个学科就此应运而生，才使天津成为多个临床学科的发源地而举世闻名。

　　追溯现代医学历史我们不能忘记那些开创医学史的先辈们。这些先辈是中国现代医学领域的灵魂人物，当年他们大部分三十多岁或四十出头，正值头角峥嵘的年华。中华人民共和国的成立给了他们无限的憧憬和激情，风雨如晦，爱国之心不改；家国多难，报国之志弥坚。在国际名牌医科大学毕业后，他们相约放弃了海外的优厚待遇毅然回国，他们是新中国的第一批"海归"。为了中国医学领域的深入发展，他们筚路蓝缕不遗余力，或者挣脱传统的桎梏有了重大的发现，或者开辟了新的研究方向和技术途径，才使后人得以沿着他们走出的道路前进并取得今天的成就。当时天津的现代医学曾经辉煌兴盛、某些临床学科是新中国医学专业的发祥地、曾誉满天下，如我国内分泌学的奠基人朱宪彝、中国神经外科学及神经病学的创始人赵以成，肿瘤学家金显宅，中国泌尿外科创始人之一施锡恩等。除了我们用文字记录下来的先贤外，因为各种原因，还有很多医学专家未能记录在本书内，但历史人们不会忘记他们——

　　建立了新中国首个实验肿瘤研究室的女教授李漪；

　　著名妇产科专家俞蔼峰、丁懋英、顾学勤；

　　天津市中心妇产科医院创建人杨珂；

　　妇产科病理学的先驱者和奠基人林崧；

　　眼科专家林锦奎、中国眼科学创始人之一田大文；

　　皮肤科学专家卞学鉴、王羽鸿；

　　中国放射医学创建人之一杜持礼；

　　中国心血管病专业的先躯卞万年；

　　外科学专家万福恩；

　　腹部肿瘤科教授张天泽；

　　泌尿外科专家欧阳乾；

　　内科专家曾昭德；

　　口腔科专家吴廷椿；

　　流行病学专家屈鸿钧；

　　著名结核病防治医学专家，天津防病事业的奠基人之一朱宗尧等。

20 世纪 50 年代，沐浴着新中国建设的春风，天津现代医学各个领域齐头并进，盛况空前。在众位专家的建议之下，不仅建立健全了本市的医疗体系，引进了先进技术，还培养了大批功高望重、德才兼备的专家和优秀的医生、护士。那时，全国多少人因曾在天津进修学习而成为当地医院的骨干力量。可以相信，您在读了这本书之后，可以和我们感同身受到当年的盛况。

爱因斯坦曾说，"大多数人说是才智造就了伟大的科学家，其实他们错了，是人格。"这一点，在我们编撰此书的过程中有更深的体会。

天津现代医学的前辈们个个是发扬救死扶伤、人道主义精神的典范，他们可以上午在北京为中央领导会诊，下午就坐在医院门诊的小桌旁为普通百姓患者看病。他们不为名利，不为金钱，无私地为全国各地培养学生。然而，很多人却在"文革"中负屈衔冤，有的甚至被迫害致死。就在他们遭受不公平待遇、不许看病去扫大街、掏厕所的时候，他们都没有怨天尤人，没有放弃追求，在漆黑的夜晚把自己关在潮湿的地下室去研究未完成的科研。一旦被"解放"，数十万字的研究成果便震惊医学界。

当银汉低垂、寒凝大地，我们民族蒙受巨大苦难的时候，那拼将自己全部的热，全部的力，全部的能，划破夜空、放出耀眼光芒的陨星令我们肃然起敬！虽然看来他们转瞬即逝了，却在人们的心头留下了生生不息的心灵圣火！

在编撰过程中，多少次泪水模糊了我们的眼睛。为现代医学作出了突出贡献的朱宪彝教授，去世后还将自己的脏器标本留在了天津医科大学生命教育基地；获得国际红十字会南丁格尔奖的陈路得、王桂英，将自己的遗体捐赠给了天津医科大学、天津中医药大学；被称为"天津骨圣"的方先之教授，年仅 60 岁含冤离世，没有完成的科学研究成为他人生最大的遗憾……

当人们争先为活着的人树碑立传的时候，天津市医疗健康学会却作出了别样的选择。我们要用文字真实记录下这些先贤的功绩，为他们树碑立传，哪怕他们中大多已经作古。我们清晰梳理出中国西医发展的历史轮廓和脉络，意在当今民众、尤其医学界的同仁了解天津现代医学的历史概貌，完善自己的知识结构；将历代积累的宝贵财富在赏读之中获得真切生动的感悟与触动。"欲知大道，必先为史"，历史垂训后世，我们鉴往知来、汲取历史经验以解决现实问题，为每一个决策和选择奠定基础，以此洞鉴古今，对实践大有裨益！这是载入年鉴的重大事情之一，也是一部记录中国现代医学发展的大事记，将激励更多的人学习他们的品格和精神，从而推动天津现代医学再度走向辉煌。

修志问道，以启未来。值建党百年之际，《中国现代医学发展史·天津篇》的问世，是应了盛世修志，功在千秋的使命。能在百年医学历史上留下浓墨重彩的一笔，不仅是对医学历史的总结和回顾，更重要的是为现代医学的发展提供借鉴，它蕴涵着数不尽的珍贵历史人文信息，具有举足轻重的历史意义和现实意义。同时是给先辈们和后代医者同仁们奉献一份厚重的大礼。我们竭力将现代医学的一些历史碎片，拼接成一部系统、完整的历史呈现。历史是一面镜子，是留给后人最好的教科书。一百六十多年的近代和现代医学史，写上的是浓缩的文字，留在心中的是宝贵的精神财富，献给人民的是健康与生命的希望，展现在这片热土上的是现代医学事业发展的辉煌业绩。

岁月流金，生命回响。不知来，焉知往？"天地之心、生民之苦、往圣绝学"，是否还能在我们心中激起共鸣？我们作为先驱们遗志的继承者和践行者，应以其为榜样，开拓创新、锐意进取。惋惜的是当年享誉中外的天津医学界已昔盛今衰，人何以堪？抚今追昔，愧对先人啊！我们将鼓励天津同仁们站在历史的新起点上，坚守信念，行而不辍，肩负着引领医学发展的使命，承先辈遗志，显吾辈担当，熟思审处，重振雄风！共同描绘现代医学的宏伟蓝图，谱写创新发展的新篇章。

本书编撰过程中遇到的最大困难是缺少文字参考资料，多数是凭着现代人的记忆口述。然而，七十多位作者们面对困难，没有退缩，他们在繁忙的临床工作之余，利用短暂的时间里深入走访、查阅资料，大海捞针一样地搜集材料，终于写成一篇篇纪念文章。因为时间过久，能可了解的内容有限，成为书写本书的一大遗憾。但同时也可证明，天津市医疗健康学会编撰《中国现代医学发展史·天津篇》是一次抢救性的挖掘工程，有着深刻的意义。在此，我代表编委会对所有投身本书写作和编辑的同志们表示衷心的感谢！

尽管篇幅不等，风格有异，但各位作者都遵循"对历史负责，资料务必真实可靠，评价力求客观公允"的原则，不辞辛苦地收集、认真撰写，反复核对。在撰写过程中，陆续有珍贵的史料和图片送来，甚至已故老专家的孙辈提供了百岁仙逝老专家保存多年、已经泛黄的史料和照片，为编撰增辉生色，尤其通过补充编辑，更加流光溢彩，整体效果凸显，令人手不释卷。

本书的完成得到了天津市科学技术协会的大力支持和鼓励，年逾七旬的女作家董秀娜老师逐字逐句地对文章进行了文字修改，先贤的后人、学生、知情者等众多热心人无私客观提供了大量宝贵的历史资料和照片，特别是得到了中国医学著作网崔志军主任的鼎力相助，在此一并感谢。

因时间关系和水平所限，难免有所疏漏，挂一漏万，敬请广大读者和知情人多提宝贵意见，再版之时尽可能多做修改补充，在此提前向您致谢鞠躬！

天津市医疗健康学会会长

主编　赵建国

2021 年 2 月于天津

目 录

中国临床内分泌学奠基人
——朱宪彝

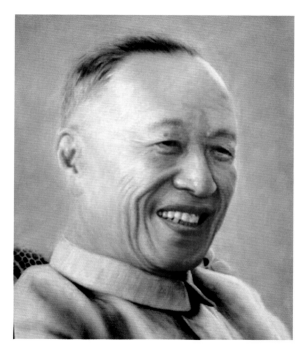

朱宪彝(1903. 1. 3 – 1984. 12. 25)

朱宪彝，字良初，男，1903 年 1 月 3 日出生，天津人。我国著名的内分泌学家，医学教育专家，天津医学院(现天津医科大学)创始人，我国临床内分泌学的创始人和奠基人之一。

朱宪彝教授出生在清末的一个知识分子家庭。1917 年，他以优异成绩考入直隶第一中学(现天津三中)。在校期间，他不仅学业出众，而且积极参加了 1919 年"五四"运动，面对着祖国沉沦半封建半殖民地的严酷现实，他积极寻求"科学救国""教育救国"的道路。其高祖父、曾祖父都曾是在天津经营金银首饰的商人，虽然没有天津"八大家"那样声名显赫，倒也殷实富裕，有房产几处，都在老城厢一带。他们都遗憾自己远离翰墨，不近书香，于是只能寄厚望于子辈。

朱宪彝没有辜负祖先的希望，1922年中学毕业，以全优的成绩考入北京协和医学院攻读临床医学专业，在燕京大学读预科。同年与夫人赵宝镜喜结伉俪，婚后育有五子一女：朱蕙（南开大学）、朱玉（北京标准件总厂）、朱克（解放军总医院）、朱还（江西某军工厂）、朱遂（天津大学）和朱选（国家地震局）。

1930年，朱宪彝在北平协和医学院医疗专业毕业获博士学位，并以连续五年以上的第一名优等生资格，获得文海（Wenham）奖学金，该奖学金只授予连续五年以上名列第一的优等生，是当时协和医学院的最高荣誉，且每一届只有一人可以可获得此荣誉，林巧稚院士也获得过该奖学金。

朱宪彝毕业后留在协和医院工作，做了3年内科住院医师，在此期间对营养不良性浮肿进行研究。于1934年开始担任内科总住院医师，并协助科主任完成全院的内科教学和医疗工作，后很快升为科学助教、讲师。

早在1934年，朱宪彝就和刘士豪等师友一起在协和医院率先开展钙磷代谢研究，对佝偻病和骨软化症、肾性骨病等代谢性骨病的发病机制、临床治疗等进行系统研究，通过对病人的长期观察和检测，他们发现软骨病的基本病因是钙和维生素D的缺乏。朱教授和他的团队还对妊娠、哺乳期的钙磷代谢进行深入研究，发现维生素D的充分供应对预防妊娠及哺乳期女性骨骼破坏十分必要，还第一次证明了维生素D可以通过母乳泌出用来治疗新生儿儿佝偻病。首次阐明佝偻病和骨软化症发病机制中钙、磷、维生素D的变化规律，并提出了最佳治疗方法。南京大学戚寿南教授曾邀请朱宪彝去教授生化，因朱宪彝偏爱临床研究工作，未能应聘。

1936年秋，朱宪彝赴美国哈佛大学医学院生化系黑斯廷斯（Hastings, AB）教授实验室做一年的博士后研究，完成了机头细胞内液电解质及血清钙离子测定的课题的研究。1937年回国后晋升为内科学副教授，继续从事钙磷代谢研究，

从1934年至1942年间，朱宪彝和刘士豪率领团队共发表了三十余篇有关软骨病和佝偻病钙磷代谢的研究文章，为现代钙磷代谢的理论奠定了基

础。其中《软骨病的钙磷代谢(第 I 至 VIII)》的系列论著是反映他们学术成就的代表作,发表于 *Journal of Clinical Investigation*(临床研究杂志,JCI)、*Chinese Medical Journal*(中华医学杂志,Chin MedJ)和 *Chinese Journal of Physiology*(中华生理学杂志,Chin J Physiol)。他们同时还发表了许多其他方面的论文,如软骨病和坏血病的比较,纤维性骨炎、成骨发育不全和正常成人钙代谢等。正是通过这一系列的工作,朱教授、刘教授研究团队全面开展了有关骨软化症的研究,包括从食物的影响因素到哺乳期维生素 D 的作用,并作出了重要的贡献。

1942 年 4 月 10 日,朱宪彝与刘士豪团队在《科学》(*Science*)发表论文《钙磷代谢研究对肾性骨营养不良发病机理的意义及 AT10 和铁剂的治疗作用》在学术界引起广泛关注,被誉为"代谢性骨病研究的奠基石",在全球首次提出"肾性骨营养不良"概念。这是第一个由中国人命名的疾病,一直被国际同行所沿用,该文也是我国医学界第一篇在 *Science* 发表的论文,足见当时中国内分泌代谢病研究在国际的地位。

1943 年朱宪彝教授和刘士豪教授在美国巴尔的摩 *Medicine* 杂志第 22 期发表合作论文《钙磷代谢研究对肾性骨营养不良发病机制的特殊意义》,此文被推崇为"代谢性骨病研究的奠基石",是他们精诚合作研究的最高成就。朱宪彝和刘士豪教授在研究中深入探讨了肾性骨营养不良症,在比较两种不同临床类型的维生素 D 缺乏症的研究中,发现肾性骨营养不良区别于软骨病的一大特征是机体对维生素 D 的反应性降低,并敏锐地察觉到维生素 D 可能是影响肾脏功能缺陷的重要因素,他们发现肾脏疾病与骨代谢疾病的内在联系,慢性肾脏疾病会导致骨代谢的改变,他们将这一类疾病命名为 Renal osteodystrophy(肾性骨营养不良),这一英文名称,是他们创立的新名词,在世界上首次出现。

直到 1968 年,人们才发现维生素 D 需要在肝脏羟化形成 25 – OHD,然后在肾脏经过 1α 羟化酶羟化形成 $1, 25(OH)_2D_3$,也就是维生素 D 的激素形式才能发挥其生理作用。肾脏疾病晚期,或者老龄化,肾脏 1α 羟化酶缺乏,就会导致维生素 D 缺乏所致的骨代谢疾病如软骨病等。肾性骨营养不良发病机制中主要机制是维生素代谢障碍。虽然限于当时的历史及科学条件,他们还不可能对肾性骨营养不良的维生素 D 代谢过程进一步阐明,但他们所提出的假说被证实具有先见之明。这一假说,于二十几年后由美国的迪鲁卡(Deluca)教授在理论上进一步证实，维生素 D 需在肝脏羟化后再经肾脏羟化转变成活性物质，因而造成缺乏维生素 D 的症状，导致肾性骨营养不良；而 AT10(双氢速变固醇) 不需在肾脏进行羟化便能发挥作用，因此能用来治疗肾性骨营养不良症。由朱宪彝教授等率先命名的"肾性骨营养不良"，至今仍被国际学术界所沿用。这是他们共同发表的最后一篇论文，也是他们最出名的一篇，首次证实 AT10(双氢速变固醇) 对肾性骨病的治疗作用。

1942 年协和医学院被迫关闭，朱宪彝教授遂到唐山开滦医院工作。

1945 年朱宪彝教授回到天津，参加妇婴医院和立仁医院工作。

1950 年，朱宪彝任天津市抗美援朝医疗救护委员会主任委员，动员组织全市医务人员参加抗美援朝医疗服务队，组织私人开业医生支援公立医院，表现出了崇高的爱国热忱和卓越的组织才能，成为全国颇有声望的高级医学专家。

20 世纪 50 年代初，天津市拥有许多知名专家，他们多为北京协和医学院及其他著名院校的毕业生，有丰富的临床经验和教学经验。但当时的天津市没有高等医学院校，且急需医学人才。

1951 年春，朱宪彝代表范权、方先之等医学专家向天津市黄敬市长提出创建天津医学院的倡议。朱宪彝坦率诚恳地表示："我们这些人本来都是在协和医学院教学的，如果天津建立医学院，愿意回到医学教育老本行，担任临床教学工作，为天津培养医学人才尽力。"在朱宪彝的倡议获得批准后，同年 3 月，成立以朱宪彝为主任委员的天津医学院筹委会，在建校筹备委员会记者招待会上，朱宪彝说："在目前国家财政困难的条件下，政府拨出大批款项，创办一个医学院，这充分说明了人民政府对人民卫生建设事业的重视。这一措施感动和鼓舞着我们，我们一定要把天津医学院办好，使其胜利地担负起培养医学人才的任务。"

1951 年 6 月，朱宪彝被任命为天津医学院院长。朱宪彝招贤纳士，赵以成、虞颂庭、俞霭峰等纷纷来到天津医学院。如赵以成从朝鲜战场回来不久，主动放弃了私人门诊，到朱宪彝创办的天津医学院附属医院担任脑系科主任，创办了中国人自己的神经外科，成为中国神经外科创始人，天津总医院神经外科成为我国神经外科的发源地。虞颂庭、俞霭峰在 1948 年学成回国，他们分别是国内泌尿外科及妇产科领域的权威专家。虞颂庭积极参与天津医学院的创建，任外科学教授及医疗系主任、天津医学院附属医院副院长，一直到九十高龄仍坚守在医疗和教学工作第一线。俞霭峰主要从事卵巢功能的研究，精通临床妇产科学、妇幼保健业务，擅长妇产科内分泌和病理学，创建了天津医学院妇产科，担任天津市立总医院妇产科主任，在中国最早创建了女性内分泌实验室，在中国首创了炔诺酮避孕药。

1951年9月，天津医学院第一批本科50人进入南开大学读预科。南开大学给予了很大的支持和帮助，天津医学院的前几届学生都是在南开上课的，称作"南开医预班"，把东院房舍（甘肃路与鞍山道交口）廉价卖给天津医学院。南开大学先后两次为天津医学院开办医学预科：除此次天津医学院成立之初外，还有一次是1980年。朱宪彝教授和中国医学科学院和中国医科大学（现在的协和医科大学）中国著名外科专家，中国医学科学院院长黄家驷共同向教育部提出培养8年制医学尖端人才的申请，为天津医学院办八年制教育提供条件。朱宪彝说："我愿意把天津医学院放在南开大学，作为大学的一个学院。"

1952年10月15日，天津医学院举行成立纪念大会。朱宪彝广揽医界人才，建立基础和临床教研室；主办临床病理研讨会；举办专科进修班；聘请兼职教授。天津医学院很快就成为天津市医疗、医学教育和科学研究的核心。在党的领导和支持下，朱宪彝参照协和医学院及国内外其他医学院校的经验，设计了天津医学院的发展蓝图。他的奋斗目标是：把天津医学院建设成为天津市的医学中心，为全市、全国培养合格的高级医学人才。

为尽快发展新中国的医学科学事业，朱宪彝教授日以继日，全力以赴，忘我地奋斗着。1956年，他作为天津第一批入党的高级知识分子，光荣地成为一名中共党员。同年，中央政府发出了向科学进军的号角，周恩来总理开始组织全国的科学家制订1956－1967年十二年科学发展规划，天津有6名专家应邀赴北京参加讨论，朱宪彝教授为其中一位。他在参与制订全国科学发展规划时提出我国普遍存在地方性甲状腺肿和地方性克汀病，应该将其列为临床内分泌研究的首位，最终写进了全国科学发展规划中。1958年，他在天津医学院附属医院创建临床内分泌研究室，并确定地方性甲状腺肿和克汀病的防治与研究作为天津医学院的科研重点。

地方性甲状腺肿与地方性克汀病在世界上广泛流行，尤以边远山区，偏僻农村为著。其基本病因为环境缺碘。严重地方性甲状腺肿地区伴有地方性克汀病发生，患者表现为呆、小、聋、哑，重者可有瘫痪。

1961—1966 年，朱宪彝亲自组织天津医学院基础与临床科室的数十名科研人员，并邀请河北医学院、承德医专、承德地区及承德市地方病防治所的内分泌专家、流行病学家，天津市儿童医院院长范权以及中国科学院心理研究所、北京师范大学的心理学家参加或指导，以河北省承德市郊地方性甲状腺肿和克汀病高发区为基地，进行了现场调查及为期 5 年的大规模食盐系统观察。他说"在我们国家里有这么多傻子，其中不少是青少年，成为国家的负担。现在不抓紧，患克汀病的婴幼儿还将陆续出现。这是一个十分现实的问题，是要拖我国现代化后腿的。"他呼吁政府："对这种病防治是最有把握的，把流行区必须坚持食盐加碘定为一条法律执行，克汀病是完全可以做到限制、控制和消灭的。"

他的学生郑少雄教授回忆了几个片段：

在"文革"期间，有一段时间朱宪彝校长被保护起来，到国外参加一些会议或者是互查的会诊。我曾看过他的一段日记，里面记录他曾经参加过毛泽东主席的疾病会诊。朱校长人缘好，在学校里没有正式被批斗过，只是有人写过大字报，朱宪彝教授还写过一张自己的大字报，对过去的教育思想进行了批评。他特别认真批改学生的文章和作业，包括对于我们的文章作业也是特别认真地去看，而且非常认真地批改。当时朱老师的这种认真精神给我们一个非常非常好的印象。

有一次造反派和保守派抢夺播音器。当时保守派的一位总务处处长批了一套播音设备，挂在解剖楼的楼顶，第二天早晨就播放《东方红》，造反派去抢那个喇叭。两派冲突很厉害，楼道里挤满了人，有一端正对着窗户，容易挤到窗外掉下来。朱宪彝教授看到就说，"哎呀！你们不要打了，你们再也不要打了，很危险，你们要再打，就下来打我吧！"我很清楚地记得他说的这几句话。

在"文革"后期，为了响应林彪所谓的号召，迁到三线去，天津医学院和中医学院都到蓟县的 182 工地，朱老、武惠院长、方喆医生和翟德佩医生都去了，整个医学院所有的设备，包括显微镜，都搬到那儿去了。当时朱校长是正校长，武惠是副校长。朱校长还给我们讲了两课，我觉得印象特别深刻。武惠院长是妇科专家，还在那做了手术。

70 年代以来，朱宪彝教授重新组织起有基础、临床二十多个学科，近百名科技人员参加的内分泌科研队伍。集中力量从地方性甲状腺肿和克汀病流行病学、实验室测试方法等方面，组织攻关，取得了非常突出的成绩。通过对我国山东、河北、山西、新疆、贵州、云南、四川等15个省市自治区的四十余个县市的现场调查，基本摸清全国范围内这种地方性病的分布特点、流行规律和临床类型，并发现了我国存在高碘性甲状腺肿。

1978年秋，他已75岁高龄，仍带队到四川、云南、贵州、广西、安徽五省的地方性甲状腺肿病区进行为期八周的实地考察，并积极组织天津医学院与贵州省有关单位密切协作，在贵州麻江县河坝乡和都匀县石龙乡进行长期防治研究工作。

朱宪彝教授还采取防治研究和发病机制，探索密切结合、临床分析与实验研究紧密配合的科学路线，集中力量在病区人群和现症患者下丘脑—垂体—甲状腺轴系功能变化方面，进行深入研究，陆续成功地建立了有关这一轴系功能的各种激素放免测定方法，从整体上提高了我国甲状腺疾病的诊断水平和研究能力。二十多年来，他与合作者撰写的有关地方性甲状腺肿与克汀病的学术论文，如《有关地方性甲状腺肿与克汀病的几个问题》（《全国内分泌代谢与肾脏病学会会议资料选编》，上海科学技术出版社，1964）、《深入开展地方性甲状腺肿和地方性克汀病的研究工作》（中华医学杂志，18：1，1978）、《贵州省地方性甲状腺肿和克汀病的研究：碘代谢和垂体甲状腺轴机能状态的观察》（中国地方病学杂志3（2）：97，1984）、《中国地方性甲状腺肿和克汀病现状》（食物和营养通报，英文版，美国联合国大学第四卷四期1982、10）等，不仅反映了我国在这一领域中各个阶段研究的最新成就，而且是我国从事同类研究的科技人员的重要参考文献。

朱宪彝非常重视地方性甲状腺肿与地方性克汀病的基础理论研究。为了把地方性克汀病发病机制研究深入下去，朱宪彝教授从1980年开始，加强了实验研究工作。在他亲自指导下，建立了离体神经细胞培养和碘缺乏病实验动物模型，人胚脑细胞的体外培养、脑细胞激素受体等基础研究工作取得了非常明显的进展。进一步探索了碘和甲状腺激素与大脑智力发育的关系，阐明大脑发育临界期的意义。朱宪彝教授等根据流行病学资料，防治前后患者及正常人群，碘代谢和甲状腺激素水平，以及临床（包括神经、听力、心理等）指标等科学资料，提出了亚临床甲状腺功能低下（或类克汀病）的诊断标准及防治措施，为地方性克汀病的发病机制研究和防治提供了新的理论依据，引起了国内外专家的普遍重视。

在朱宪彝教授指导下的七项科研成果，如"下丘脑—垂体—甲状腺轴诸激素的放射免疫测定及其在地方性甲状腺肿和克汀病防治研究中的应用"，"地方性甲状腺肿与克汀病的流行病学、病理学及发病机制的研究"等分别获卫生部甲级二等奖及国家科学技术进步三等奖。由他指导完成的贵州省地方性甲状腺肿和地方性克汀病重病区八年防治研究工作，创造了成功的经验。为表彰朱宪彝在防治贵州省地方性甲状腺肿与课题命中作出的贡献，贵州省人民政府向他颁发了奖状。

通过70年代和80年代初期的大量研究，朱宪彝教授将病区居民的甲状腺功能分为"正常""代偿"和"失常"三种类型。其中克汀病人以"失代偿"型为多，经碘盐防治后，这三种类型人群中所占比例有明显的规律性变化。病区一些所谓正常儿童的听力和智商也低于非病区儿童，称"亚临床型克汀病"，经碘盐防治后在甲状腺功能恢复的同时听力也随之恢复。这些都是在国际上首次观察到的现象。他还发现病区孕母与其胎儿甲状腺功能比较，胎儿明显低于孕母，表明胚胎期缺碘所造成的甲状腺功能不足，是造成永久性碘缺乏病的病理生理基础。1982年在东京召开的亚洲、大洋洲甲状腺学会会议上，朱宪彝教授应大会主席特邀报告了"中国地方性甲状腺肿和地方性克汀病的研究现状"，吸引了几大洲甲状腺学者的注意，他们对我国防治地方性甲状腺肿和地方性克汀病在全国所取得的成就，以及在这项工作中所发挥的强大的组织力量和高度的科学水平深表赞服。从此，我国碘缺乏病研究跨进了国际先进行列。知识渊博的朱宪彝教授从不放松学习国内外先进经验，非常重视国际和国内的学术交流。又善于根据国情实际，从事创造性的研究工作，讲求实效。他曾多次受国务院派遣到波兰、挪威、瑞典、芬兰、阿尔巴尼亚、罗马尼亚等国访问讲学或参加医疗工作。由于朱宪彝的努力我国地方性甲状腺肿和克汀病的研究工作和国际间的交流日益频繁。他经常鼓励青年学生"要发奋图强，走我们自己的路。"他鄙视盲目崇洋，认为处处跟着外国人跑的人是没出息的。经常鼓励他的学生，"要胸怀大志，又要谦虚谨慎""希望你们超过我，有谁超过我，我才更高兴。"充分显示了，一位老科学家海阔的胸怀和崇高的精神境界。

朱宪彝教授是一位勇于探索的科学家，20世纪80年代初，在中央有关部门提出"进一步加强科学研究，迅速解决氟中毒的防治问题"之后。他总结了国内外关于氟中毒研究的经验与教训，借鉴地方性甲状腺肿与克汀病研究的经验，从现场防治氟中毒实验动物模型制备和离体骨细胞氟中毒实验研究不同层次入手，提出了"结合钙磷代谢，从氟的代谢及人体组织氟与脱氟入手，通过实验研究来制订地方性氟中毒"的新研究方案。并亲自组织基础和临床十几个科室的研究人员，同时进行现场调查。建立钙磷代谢生化检测、微量元素测定、钙磷代谢调节激素测定和骨形态计量学等实验室。

通过短短几年的努力，即在地方性氟中毒的早期诊断方面，发病机制及治疗方法等方面取得了明显成绩。他的硕士、博士研究生论文都是从这方面选题，并联合放射诊断、口腔、营养卫生各学科的专家协同作战，短短五、六年内，在地方性氟病的早期诊断（包括生化指标、骨密度和骨形态计量诊断指标的建立）、体内脱氟治疗和疗效机理等方面都取得了重要成果。

按照朱宪彝教授的设想，要通过研究地方性氟中毒，同时把其他代谢性骨病的研究引向深入。这样，朱宪彝教授20世纪30年代开始的钙磷代谢和代谢性骨病的研究，在20世纪80年代又放出了异彩，形成新的高潮，他紧紧抓住骨形成骨再建过程中钙磷代谢激素调节这个中心环节，把代谢性骨病的研究提到一个新的水平，并总结多年的临床经验主编《代谢性骨病》一书（1989年出版）。遗憾的是在书稿完成后，他竟没有能够亲眼看到这本书的面世，而于1984年12月就与世长辞了。

1962年，朱宪彝教授开始招收内分泌研究生和国外进修生。1978年，恢复招收研究生制度后，朱教授开始招收硕士研究生，1981年确定为内科学（内分泌与代谢病）博士点，他成为我国第一批有权授予博士学位的导师之一。

朱宪彝教授于1978年创建和主持了天津市内分泌研究所，他为第一任所长，在他的带领下，研究所在内分泌代谢性疾病的发病机制与预防的研究中取得丰硕成果。1997年卫生部批准在所内组建"卫生部激素与发育重点实验室"。2004年天津市内分泌研究所与天津医科大学代谢病医院合并共建，进一步强化学科力量。

马场茂明教授是国际著名的糖尿病专家。20世纪80年代，天津医学院诊断基础教研室曾淑范考取公派留学名额，朱宪彝教授委派她到日本在马场茂明的临床基地和实验室学习，经过几年的努力，她取得了优异的成绩。马场茂明对朱宪彝教授极为尊重。后来在曾淑范教授的努力和争取之下，马场茂明教授向日本国家提出建议，在中国建立一所医院，日本政府出资所有医疗设备，医院建筑和地点由中国政府确定。在国家外经贸部龙永图副部长的支持下，在曾淑范教授和当时的天津医学院党委书记崔以泰不懈的努力，经由当时中华糖尿病学会池之盛会长的支持，地点选在天津医学院，天津市政府出资修建，即天津医科大学代谢病医院，于1998年正式开业，曾淑范是天津医科大学代谢病医院的创始人和首任院长。

经过数年的发展，随着糖尿病患者的急剧增加，天津医科大学在市卫生局和市政府的协调下，决定迁址扩建，建设成为一所具有代谢专科特色的综合性医院。为了纪念一代宗师朱宪彝教授，经代谢病医院领导申请，报请市卫健委，天津市政府正式批准命名为天津医科大学朱宪彝纪念医院。据我们所知，在国内以人名命名的医院有三所，广州中山医科大学的孙逸仙纪念医院、杭州的邵逸夫医院和天津医科大学的朱宪彝纪念医院。

朱宪彝教授治学严谨，学习孜孜不倦，紧跟国际医学前沿。特别重视医学基础，仅仅是尿素的形成这一节，精氨酸合成代谢这一张图，我们用笔重画，耗时35分钟，可见朱老70岁高龄，还在认真阅读当时最新的医学进展。有一篇文章，非内分泌肿瘤的激素合成，朱老的笔记长达49页！下图为朱宪彝教授的读书笔记。

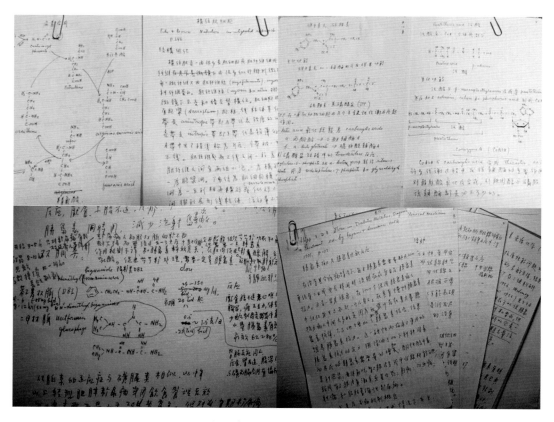

朱宪彝教授的读书笔记

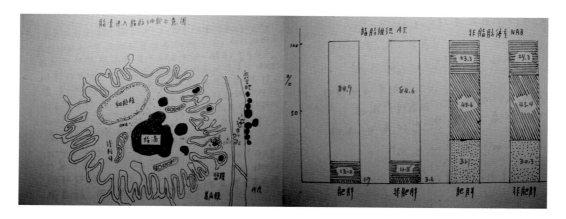

朱宪彝教授绘制的脂类进入细胞的示意图肥胖与非肥胖的人体成分构成

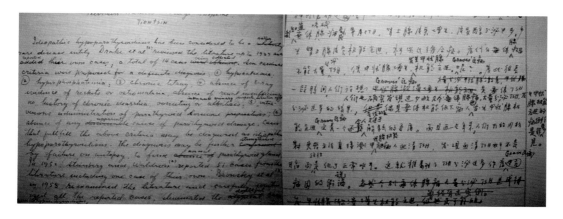

朱宪彝教授绘制的脂类进入细胞的示意图肥胖与非肥胖的人体成分构成

　　朱宪彝教授非常关心学生的成长，经常对学生说"你们既要胸怀大志，又要谦虚谨慎，高效率加上认真的态度，是取得成功的钥匙，希望你们超过我，有谁超过我，我才更高兴。"他每周过问研究生读书情况、研究进展、逐字逐句修改论文，培养学生创新意识，亲自听取学生论文综述报告，认真细致提出问题讨论，引导学生深入思考。他在《永远像一个医学生》的文章里写道："必须从医学生时代起，就要重视一切自然科学和基础医学的理论学习"，他鼓励医学生，要向前人，向你们老师立下的结论挑战。

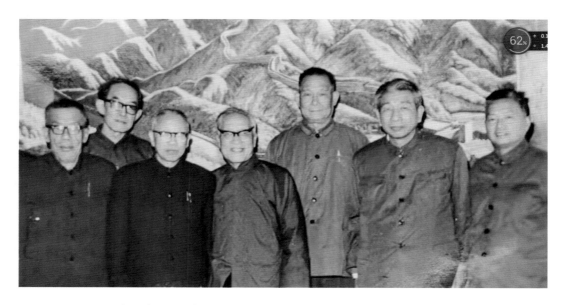

朱宪彝教授聘请国内著名专家参加他的硕士研究生答辩

从左至右：赵宝礽教授，苏学良教授，王叔咸教授（国内著名肾脏病学家，北京医学院第一医院内科学教授），朱宪彝教授，尚天裕教授（著名骨科专家，中西医结合著名专家，天津医院教授，中国医学科学院兼职教授），池芝盛教授（北京协和医院，国内著名内分泌学家），郭世绂教授（天津医大总医院）

朱宪彝教授担任院长达33年，培养出的近两万名学生，成为活跃在全国医疗战线上的骨干力量。很多学生相继为天津的医疗事业作出了很大贡献。他还在百忙之中培养硕士，博士研究生。如他的研究生邱明才，曾担任天津医科大学总医院副院长，内分泌科主任，在骨质疏松及全身骨痛性内科疾病有丰富经验；倪安民博士，曾任兰州医学院第二医院院长；郑少雄，为朱宪彝的硕士、博士研究生，曾担任天津医科大学代谢病医院副院长，第二医院内分泌代谢科主任，擅长代谢性骨病及内分泌相关的代谢性疾病，目前仍在工作岗位上默默奉献自己的力量。还有很多学生在其他学科发展上也取得巨大成就。在培养研究生过程中，朱老花费巨大的精力，每周三下午用2~3个小时和研究生一起，给学生讲解学术前沿的进展，并赠送当时新版的《西式内科学》给他的学生郑少雄，这两本书的价格相当郑少雄半个月的工资。

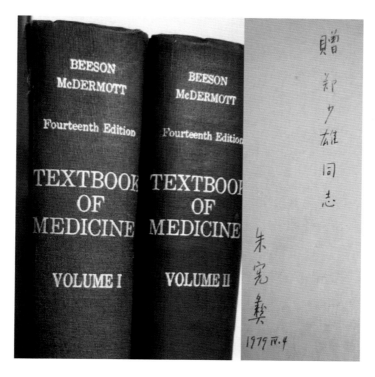

朱宪彝教授赠送给学生的书和题字

（这本书的价格相当郑少雄一个月工资的半数，书有价，老师的恩情无价。郑少雄一直保留着这两本书，40年前朱老赠言签字的情景犹在眼前！）

在学术研究合作方面，朱宪彝教授尊重同行专家，堪称国内典范。20世纪30年代，他与刘士豪教授长达数年的合作研究，发表文章，有的刘士豪第一作者，有时朱宪彝为第一作者。有一件事证明他们相互尊重，牢不可破的友谊。20世纪80年代，国家要出版一套医学讲座，内分泌讲座，由朱宪彝主编，稿件完成之后，朱宪彝教授要求在书稿的扉页写上：纪念刘士豪教授逝世十周年(1974—1984)，但是出版社不同意写纪念医学专家的字，朱老斩钉截铁地说，刘士豪是我国内分泌学的创始人，如果不写，就不出这本书了。最后还是按照朱老的意见写上了那句纪念刘士豪逝世十周年的题字。国内著名的内分泌学家、上海瑞金医院的陈家伦教授说，朱宪彝教授和刘士豪教授是我国医学研究最受尊重的合作典范。20世纪80年代初，上海邝安堃教授和陈家伦教授出版临床内分泌学，他推荐给全体内分泌科的医生，让大家读邝安堃和陈家伦教授编写的书。

更值得提出来的一件事，20 世纪 70 年代末，科学的春天回到中国大地，出版了系列国外医学的杂志，由于朱宪彝教授在国内内分泌领域的学术地位，国外医学内分泌分册版面编辑工作由天津医学院承担。一年之后，中华医学会又把中华内分泌代谢杂志的出版和编辑工作交给了天津医学院，内分泌的学者们欣喜若狂，近水楼台，这可以为发表文章提供了很大的方便，但是，朱宪彝教授经过深思熟虑，做大家的工作，我们有一本内分泌杂志了，方便不能都留给我们自己，他推掉了主编，并向中华医学会推荐上海的邝安堃教授承担主编，中华内分泌代谢杂志编辑出版改由上海瑞金医院。

1979 年，病榻之上，朱宪彝教授口述，嘱人代笔撰写《医学教育的当务之急是恢复元气》的长文。他主张医学教育应在控制规模、提高质量上下功夫。1980 年，经朱宪彝倡议，天津医学院与南开大学合办八年制医学教育试点班，与天津大学合办生物医学仪器试点班，成为全国首办八年制教育的院校之一，随后创办全国首个高等护理系，培养高层护理人才。此外，朱宪彝是全国首个提倡实行医学院校毕业生二次分配制度的医学教育家，他认为五年制高等医学院校的毕业生临床实践经验贫乏，要求改革医学院毕业生分配、使用、培养制度，使这些毕业生具备独立工作能力后再分配他们去适合其工作能力的基层医疗单位。

1982 年，加拿大著名骨代谢专家 GeorgeJaworski 教授曾来天津拜访朱宪彝教授，事后回忆"他虽然年事已高，但仍精力充沛，头脑机敏，对我们这一领域的进展了如指掌"，并赠送给朱教授自己的一篇新作，在扉页上写道："送给朱教授——当代钙磷代谢知识之父"。

1984 年 11 月底，朱宪彝教授患感冒之后引发心房纤颤，院领导、医护人员都劝他早些住院治疗，他婉言谢绝了。他说："新楼病房（高干病房）都住满了病人，会议室都住了病人，我怎么能和他们争床位呀？有了空床再住吧。"1984 年 12 月末，几天来为北京协和医院史轶蘩教授的学术研究做评审鉴定，连续忙碌，直到 24 日深夜。12 月 25 日晨，四子朱遂和妻子都去上班，朱教授向前来取文件的吴秘书交代，尽快把给史轶蘩教授学术研究的评审意见递送北京协和医院，吴秘书乘朱老的专车刚刚离开 10 多分钟，朱教授突然胸闷、憋气，没有来得及接受任何抢救，突然心跳骤停，溘然离逝。一代宗师，我国著名的医学家、教育家，就这样离开了我们。

临终前朱宪彝教授留下"四献"遗嘱，献出全部藏书供图书馆使用；献出全部存款建立朱宪彝医学奖学金；献出一套私人住宅供学校使用；献出遗体供医学解剖，完成了他所秉承的"医学家最后的归宿"。他以近乎"裸捐"的告别方式成为天津医科大学校园里另一座看不见的丰碑，并影响和带动了许许多多普通人选择同样捐献遗体的方式与世界告别，天津医科大学生命教育基地除了朱老的部分脏器标本，还保留了七百余位遗体捐赠者亲笔书写的遗书。他以这样特别的方式不舍昼夜地守护着这所他一手创建的学校，看着年轻的医学学子们发奋苦读，意气风发，挥斥方遒。

朱宪彝教授始终认为，钙磷代谢的研究成果是科学家精诚合作的结晶，他总是称颂刘士豪教授所作出的杰出贡献，称他和刘士豪教授的友谊和合作"堪称科学家的典范"。他曾在由他主编的《内科讲座(8)》的扉页上特别刊出"纪念中国内科学代谢疾病和内分泌专业的先驱、前中国医学科学院首都医院内分泌科主任刘士豪教授"的献辞。

由于朱宪彝教授在钙磷代谢研究的卓越成就，国内同仁称他为中国临床内分泌学的学术引路人。他的一生对新中国的医学教育发展奠定了坚实的基础。同时，朱宪彝教授赢得了国际上许多骨代谢专家的推崇和拥戴，在国际上被誉为"当代钙磷代谢知识之父"。美国底特律亨利福特医院骨和矿物盐研究室主任帕菲特(Parfitt. A. M)称他为"中国维生素 D 缺乏和软骨病临床研究的先驱"。在朱宪彝教授逝世后，帕菲特(Parfitt. A. M)发表长篇题为《朱宪彝——中国维生素 D 缺乏和软骨病临床研究先驱》的纪念文章："他的逝世标志着代谢性骨病理论发展的一个重要历史时期的终结。他们的成就至今仍对我们有重大的教益和深远的指导作用"，并回忆到："1983 年 10 月在参加了神户甲状旁腺会议之后，我终于见到了这位令人崇敬的人物，他虽身体虚弱，却雄心犹在，他那温和而又坚定的话语显然受到了同事们的尊敬和爱戴。在天津的几天里，在他的陪同下，我参观了内分泌病房并一起查房，这在我的医学生涯中留下了不可磨灭的印象，当谈到医学史时更是令人耳目一新。他语言简练清晰而不是罗列冗长的实验数据，当我介绍与四环素标记有关的骨计量学时，朱宪彝教授不时对不熟悉这项工作的听众们进行了解释，使会场又增添了几分生气。"

邝安堃教授的学生知名内分泌专家陈家伦教授在"《中华内分泌代谢杂志》创刊 20 周年有感"的纪念文章中深情回忆了杂志创刊之际，时任中华医学会内分泌学分会第一届主任委员的朱宪彝教授接受邀请撰写了发刊词，评价其"高瞻远瞩的观点，对我国内分泌学发展的殷切希望，在二十年后的今天读来，仍令人敬佩，感动不已"。在邝安堃教授逝世一年后陈家伦和许曼音教授共同撰写的的纪念文章中曾提到了朱宪彝、刘士豪和邝安堃教授三位大家的深厚友谊："邝安堃教授和我国另外两位内分泌学先驱刘士豪教授和朱宪彝教授之间的交往是非常值得称颂的。1964 年在广州举办的第一次内分泌肾脏学术会议以后，三位教授结下了深厚的友谊，他们彼此敬仰、相互尊重。邝安堃教授和朱宪彝教授多次在全国人大、政协会议上相聚，讨论有关医学教育和内分泌学发展的问题，邝教授对朱教授在我国缺碘病防治上做作的巨大贡献由衷的敬佩；朱宪彝教授曾不止一次的邀请邝安堃教授到天津讲学会诊。现在三位教授都先后离开了我们，他们的高尚品格、治学精神和团结作风是我们永远学习的榜样。高山景仰，景行行止，天津的朱宪彝教授、北京的刘士豪教授和上海的邝安堃教授是我国临床内分泌学的三大奠基人，为纪念三位大家的杰出成就，自 2009 年起，中华医学会内分泌学分会在每年的学术年会上设立了以三位冠名的学术讲座，刘士豪讲座，邝安堃讲座和朱宪彝讲座，以纪念他们对我国内分泌领域的发展所作出的重要贡献。

正如爱因斯坦所言，"大多数人说是才智造就了伟大的科学家，其实他们错了，是人格。"朱宪彝如此惊人的人格力量，同样不是一种与生俱来的天赋，它来自于对民族自尊和祖国自强的强烈追求。

朱宪彝教授虽然已经离开我们 36 年了（至成稿时），但他德高医粹、彪炳史册的个人风范却永远留在他一手创建的天津医科大学，留在了他奉献了一生的天津大地。正如世界法学协会主席阿芒（卡米在参观天津医科大学后写下的诗句"我来自远方，怀着对朱宪彝教授的憧憬——他像一盏灯，让他的民族看到伦理之光，人性之光。当我回到远方，我会把这儿灯的信号带给全世界的人"。

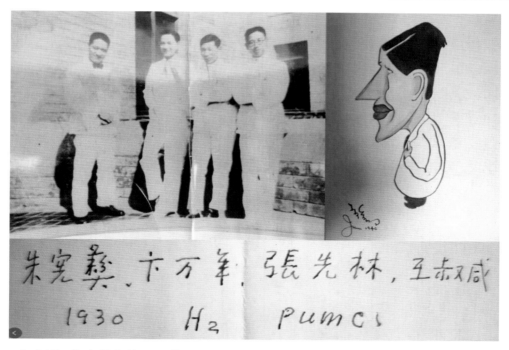

左上图：朱宪彝和协和医学院（PUMC）的同学（从左至右：朱宪彝，卞万年，张先林，王叔咸。卞万年先生在美国一直给朱宪彝教授订阅 Science 周刊，影响因子极高的科学杂志，朱宪彝教授每期必读，始终紧跟世界科学的前沿），图片下面的字体系朱宪彝教授亲笔。右上图：协和医学院图书馆馆藏朱宪彝教授漫画

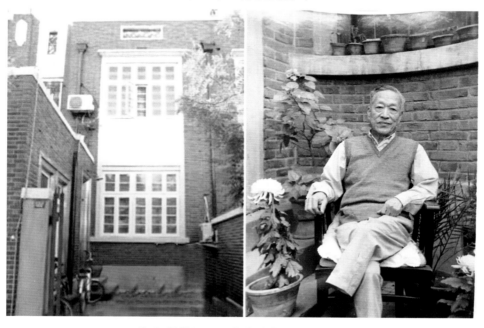

朱宪彝故居（天津市成都道 100 号）

朱宪彝教授故居坐落在和平区成都道 100 号，是一所普通的三层连排里弄式楼房，建于 1934 年，由中国工程司著名建筑设计师阎子亨设计。该住宅为三层砖木结构，偏东南朝向，有前后小院，全楼有房屋 16 间，建筑面积 254 平方米，占地 114 平方米，房间虽不豪华，但布局紧凑合理，宽敞明亮，居住舒适。1950 年 2 月朱宪彝购自联合银行。该故居被列为天津市文物保护单位。1984 年底，朱宪彝逝世，子女遵照朱老医嘱，将此套房屋捐献给天津医学院（天津医科大学）。

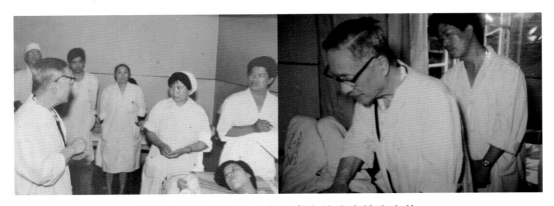

朱宪彝教授带学生查房并亲自给病人检查身体

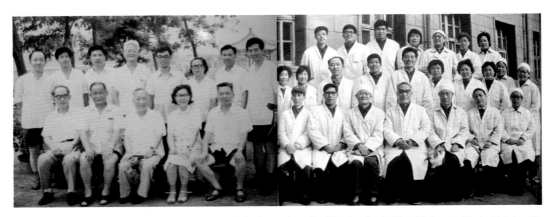

朱宪彝教授，北京协和医院史轶蘩教授，尚天裕教授，郭世绂教授，苏学良教授，朱德民教授和朱老的学生们（上左图）；朱老与天津总医院内分泌科医生，全国部办内分泌学习班第一期学员合影（上右图）

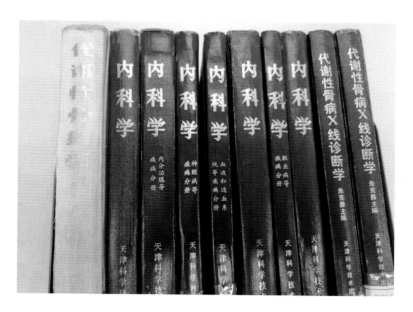

北京协和医学院图书馆馆藏朱宪彝教授主编图书 10 本

包括《内科学》1—7 分册，朱宪彝主编，天津科学技术出版社 1980 年出版；《代谢性骨病 X 线诊断学》，朱宪彝主编，天津科学技术出版社，1985 年；《代谢性骨病学》，朱宪彝主编，1989 年

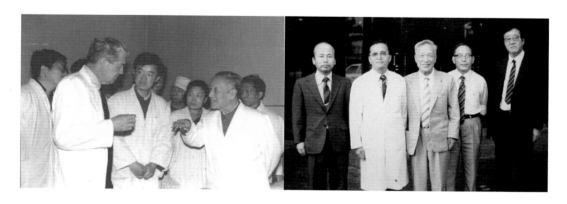

朱宪彝教授和国外学者教授

左图：和加拿大学者共同查房，讨论治疗方案；右图：访问日本和马场茂明教授（时任国际糖尿病联盟主席和日本糖尿病学会主席）

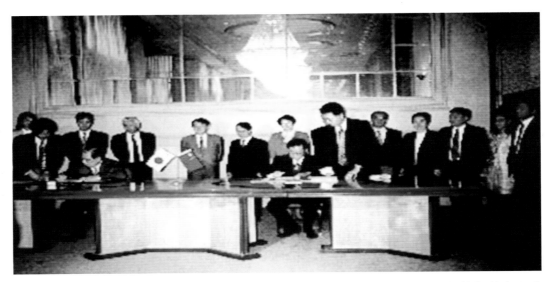

1994 年 11 月 9 日中日两国政府在北京举行关于无偿援助天津医科大学代谢病医院项目签字换文仪式

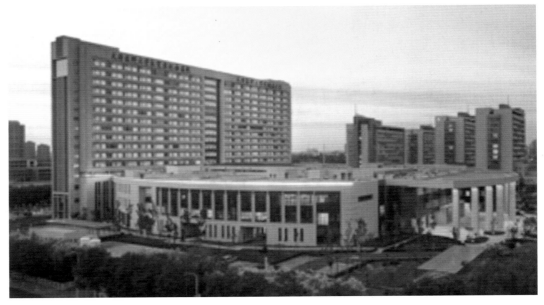

天津医科大学代谢病医院—天津医科大学朱宪彝纪念医院

参考资料

［1］中国科学技术专家传略．临床医学卷2．

［2］王英．世界钙磷代谢知识之父：朱宪彝［J］．中国医学人文，2017，3（02）：22－25．

［3］医学界的一代楷模——朱宪彝教授诞辰100周年特别纪念［I］．中华医学信息导报，2002，24：4．

［4］朱宪彝——我国临床内分泌学先驱［J］．中华内分泌代谢杂志，1991年7月（第7卷第3期）．

［5］人物述林——朱宪彝［J］．中国地方病防治杂志，第2卷 第1期．

（郑少雄　何庆　郑辉　汤绍芳　常彦飞　李凤敏　郑桂玲　李树颖 范振迁）

天津血液病学的奠基人
——杨济时

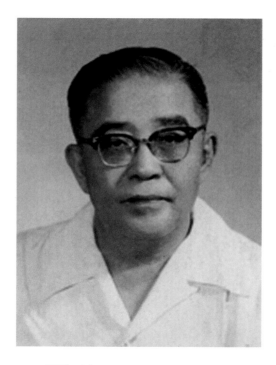

杨济时（1900.3.6—1970.6.25）

　　杨济时（1900.3.6—1970.6.25），男，江苏吴县人，天津市农工民主党筹委会委员，我国著名的内科学、血液病领域专家，杰出的医学教育家，天津卫生事业的奠基人之一。杨济时1926年毕业于北京协和医学院，获医学博士学位。1930—1932年在美国波士顿市医院研究恶性贫血，首次在国际上发表《肝制剂、铁制剂对于治疗贫血的估价》及其他有关血液病方面论文多篇。就任美国哈佛大学研究院。

1932年回国，先后担任南京中央医院内科主任，湘雅医学院教授、教务长、代理院长，贵阳医学院教授、内科主任，广西省省医院院长（民国时期广西称省），桂林市医院院长，衡阳市民医院，上海南阳医院内科顾问等职。

1932年和1934年，杨济时两次到美国考察，接触到当时最先进的医疗手段和设施。在名师指导下，他在科研学术和临床实践方面都得到突飞猛进的提高。

1938年7月，由于抗战形势紧迫，湘雅医学院决定迁校。杨济时发起组织了湘雅医学院战时服务团，奔赴鄂东开展对广大难民的救护服务。

1943—1945年参加救济总署赴美考察，研究医院管理及医院设计。

杨济时有很浓的爱国情怀，他积极投身抗战。抗日战争爆发后，杨济时组织湘雅医学院战时服务团到抗日军队中进行医疗急救知识教育，还多次到长沙市广播电台宣讲战伤急救知识和方法。

1945年抗战胜利时，杨济时已是全国名医。国民党政府千方百计地想拉拢他，但他不为所动，毅然奔赴中国共产党东北解放区的大连，积极参与了大连医学院的组建并执教，为解放区培养了大批急需的医疗人才。

1951年春，以朱宪彝、方先之、金显宅、范权等人为代表的一批天津知名医学专家，向天津市政府提出建立一所高等医学院校的建议，很快得到了天津市委和市政府的同意与支持。而在决定由谁来出任这所医学院校的首任校长时，朱宪彝思虑再三，向市领导推荐了他一向敬重的杨济时当此重任。但杨济时考虑各种因素，认为由朱宪彝担任院长更为合适。朱杨二人皆为国内屈指可数的名医，而且都拥有如此虚怀若谷的大家风范，此事一经传开，立刻成为天津医学界的一段美谈。

新中国成立以后，杨济时调到天津纺织医院（第一中心医院前身）工作。1955年他又受命参与天津第一中心医院的筹建工作，从基建设计到人员招聘，他都事必躬亲，付出了巨大的心血。天津市第一中心医院建成后，杨济时任天津市第一中心医院副院长兼大内科主任。

杨济时长期从事内科临床及医学教育工作，尤其在血液病的研究上作出重要贡献。杨济时在北京协和医学院攻读医学博士学位时，不论是年龄长幼，还是入学时间，他都是朱宪彝、金显宅、赵以成等同学中的大师兄，并深得师弟们的敬重。

杨济时以其高超的医术为无数患者解除病痛，还为邓颖超等多位中央领导人看过病。他在内科方面有较深的造诣，尤其对血液疾病有深入研究，是我国最早的血液病专家之一，著有《肾盂肾炎》和《心血管》两部专著，并译有加拿大出版的内科手册篇章。

杨济时不仅医术精湛，而且医德高尚，即使下班或星期日，遇到有医院急诊，他都随叫随到。有时候遇到半夜有邻居敲门求诊，他总是毫无怨言，立即起身出诊，而且分文不收。

1956 年时，周恩来总理亲自批准天津 10 位医生为国家一级医学专家，他们是：朱宪彝、金显宅、范权、施锡恩、方先之、林菘、张纪正、杨济时、柯应夔和赵以成。

1957 年，杨济时被错误的划为右派，"文革"时惨遭迫害。1970 年 6 月 25 日杨济时病逝于天津家中，享年 70 岁。杨济时作为早期协和毕业的专家，为天津的卫生事业作出了巨大贡献。

参考资料

［1］天津市一中心医院院史.
［2］天津五大道名医故居——杨济时故居.
［3］袁佳琴. 追忆杨济时教授的一生.

（郝　征　张伟锋　卢文艺）

天津市泌尿外科发展史

"浩淼波涛天际来，驰骋千里头不还，浪沙淘尽东流去，哪管沧海幻桑田！"始之于青藏高原的涓涓溪流，千聚万汇化为滔滔江水，生生不息、奔腾不止、不惧艰险、百折不回，终之于浩瀚无际的汪洋大海。恰似那东流入海的长江黄河，我国泌尿外科的成长历程就真实演绎了由弱小到壮大，由传统到现代，由 20 世纪为数不多的鼻祖前辈艰苦创业、辛勤耕耘到本世纪的桃李天下、国际瞩目。以史为鉴，前辈们拼搏奋斗的历程昭示后人一个真理：只要传承伟业、执着奋斗，沿着科学发展规律的轨迹勇往直前、创新发展，我国泌尿外科必将在国际舞台上崭露头角，独树一帜。

中国泌尿外科的开拓者——施锡恩

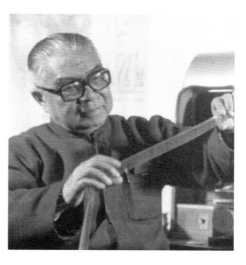

施锡恩（1904.2.24—1990.9.11）

施锡恩教授一生从事泌尿外科的研究，为我国的医学事业作出了巨大的贡献。作为泌尿外科创始人之一，他的许多著作为后人研究泌尿外科学提供了宝贵的资料。

投考协和，立志从医

施锡恩生于1904年2月24日，父亲施亦临是一位基督教徒，在家乡苏州跟随教会里的传教医士学习西医，并在宁波、扬州、苏州、无锡等地行医。父亲也希望施锡恩继承他的衣钵，当一名医生。施锡恩念了两年私塾和三年小学后，就投考了东吴大学附属中学。东吴大学是一所教会学校，也是当时江浙一带有名的高等洋学堂之一。施锡恩从东吴附中毕业后，又学完了一年大学课程，并决定投考当时国际一流的协和医学院。1921年，施锡恩如愿以偿，考入了北京协和医学院的预科。

施锡恩在协和攻读8年(3年预科、5年本科)。8年学习的负担是相当重的。期间除假日外，每天的功课排得满满的，上午四堂课，下午在实验室做实验。学院所设科别比较全，内科包括普通内科、小儿、神经、皮肤、传染病等科；外科包括普通外科、骨科、脑外科、胸外科、泌尿外科等；病理科包括微生物学、寄生虫学；此外，还有妇科、眼科、耳鼻喉科、放射科及公共卫生等专业。协和的学术空气浓厚而且活跃。学院对于学术活动、学术贡献都极为重视。协和教授医学会、实验生物与医学会和中国生理学会的学术活动，保持着经常化。以协和作为主力编辑的《中华医学杂志》和《中国生理学报》在国际上获得好评，在国际医学行列中，协和占有相当高的地位。学校规定，每周三下午为教授会固定的学术活动时间，由教授和讲师们宣读学术论文，做专题报告，全院师生都可参加；每周一下午是外科病理讨论会；每周五下午是临床病理讨论会。给施锡恩印象最深的是每周五晚间的讲座，请名家教授们做报告，其内容不限于自然科学，也包括社会科学以及文学、艺术各方面。在这些讲座中，施锡恩聆听过印度著名诗人泰戈尔和我国新月派诗人徐志摩的讲演、诗朗诵。还听过马寅初先生的演说。最有意思的是作为信奉基督教的协和，也为无神论者提供讲坛，还有过有关宇宙、地球形成乃至从猿到人的社会发展史的报告。所以施锡恩认为协和的学术空气也是比较自由的。每逢星期日上午有宗教活动，听牧师传道，但不要求全体师生员工都去参加。学生们去做礼拜往往还有另外一种目的，那就是学、听英语，因为所有的节目都用英语，是个学习的好机会。

早年协和医学院的毕业人数是不多的。最根本的原因是办学的指导思想是高标准，少而精，没有考虑在地大人多的中国，人民对医药的迫切需要这一实际情况。招生人数既少，学生入学后，每学期又都要受到"淘汰制"的筛选，所以从入学到毕业，8年中能坚持下来的人不多，被淘汰的人却不少。与施锡恩同时考入协和的25人，逐年淘汰一些人，8年后毕业的时候，全班毕业16人中，有9人还是后来插班的，原有的25人中只剩下7人了。据统计从1924年到1943年的20年中，毕业人数不过316人。

1928年施锡恩完成了本科学业，在当了1年的实习医生后，于1929年获得了医学博士学位。根据协和医院实行的"住院医师制"，毕业后还要有4年至5年的临床实践。协和对住院医师培训要求严格，毕业生要自己提出申请，经教授会讨论批准。在4年的时间里吃住在医院里，从事临床实践，施锡恩4年住院医师期间，严格要求自己，外出详细登记离开病房的时间、外出的地点、外出的原因，还有离开病房时工作交由谁代理，返回时自己签名销假。这种严格的要求和正规的锻炼，对于这个决心献身医学事业的人受益匪浅，对培养工作责任心和提高医疗质量都有益处。外科每年只有一人达到住院总医师，是淘汰制的"宝塔尖"。住院总医师是直接向科主任负责的，协助科主任工作，负责安排医药、教学、会诊，有处理急症、特别是夜间急症的权力。1932年施锡恩当上了住院总医师，经过一年的锻炼，对疑难病人的诊治水平有了很大的提高。

施锡恩31岁当上主治医师。1933年，为取得进一步深造，施锡恩赴美留学，就读于美国著名的医学府斯坦福大学医学院。导师是著名的肾病专家艾迪恩(T. Addis)教授。在美国的两年学习期间，他发表了《白鼠尿道球腺》和《白鼠蛋白尿的来源》两篇学术论文，刊登在《美国生物医学试验汇编》和《美国生理学》杂志上，受到了国外医学界的重视。在回国之前，施锡恩参观了美国所有著名的泌尿外科中心，丰富了学识。1935年回国后，任协和医学院泌尿外科讲师。1936年，施锡恩被选为国际泌尿科学会会员，当时能够被国际泌尿科学会接受为会员的中国人只有3位，这是对施锡恩医术的一种肯定。1937年施锡恩晋升为副教授，翌年担任泌尿外科的代理主任。

施锡恩一直本着认真负责、精益求精的医德来治病救人。在任泌尿科代理主任时，有一位患者因无尿一星期就诊，到医院由施锡恩应诊。当时这位患者因七天七夜无尿已几陷昏迷，并得知该患者曾在别的医院，经日本医生诊断为尿毒症，曾两次采用放血疗法均无效果。面对这样的病人，施锡恩把病人收下住院并进行全面认真的检查。结果发现患者血液中非蛋白氮为127毫克，证实为尿中毒。他又用膀胱镜仔细观察，发现患者膀胱内无尿液，又在X光照片上发现其右输尿管有一阴影，进一步诊断为结石梗阻，而奇怪的是患者左侧输尿管口不能看到，于是怀疑其左肾已失去功能，考虑是结石所致。他将诊断结果向科主任以及当时在协和医院任客座教授的美国博士SMAP－PER做了汇报，二人同意施的意见对患者手术，取出结石以解除梗阻，缓和病情。当时病人正昏迷，手术风险大，但施锡恩在手术中胆大心细，取出结石，术毕已是深夜。尽管取出结石的过程比较顺利，但为了观察是否能达到解除梗阻目的，以及手术后病情变化，施锡恩一夜没有休息，一直守候到第二天下午4点多钟。这时患者开始排尿，情况好转，施锡思才如释重负。同时，他反复思考患者的左肾会失去功能的原因，以便从根本上为这位患者诊治。通过对患者认真询问，了解到患者在20年前曾患有肾结核长期住院，治愈后只保存了右肾，左肾失去功能。找到了患者得病的症结所在，而进行手术取出结石，解除梗阻是治愈患者病症的唯一办法。

为了更好地建立中国的泌尿外科，协和医学院于1939年，再次派施锡恩到美国芝加哥大学医学院深造，导师是诺贝尔奖获得者赫金斯（Charles Huggins）教授。施锡恩非常珍惜这些学习的机会，在导师指导下，勤奋钻研。1939年施锡恩出席了檀香山泛太平洋外科学会会议，并且宣读了关于中国泌尿科的论文。从1935年到1940年，施锡恩还先后出席了美国泌尿科和美国医学科学联合年会，而且在这些会议上宣读了有关泌尿科学的学术论文，引起与会者的重视。1939年施锡恩与另一位协和同学林巧稚一同被选为美国自然科学荣誉学会（Sigma Xi）会员，领得证书和金钥匙。回国后仍任教于协和医学院。

立足天津，创办医院

施锡恩很热爱协和的学术氛围和工作环境，因此毕业后没有考虑去其他地方工作，包括回南方的家乡。1941年冬太平洋战争爆发，侵华日军侵占协和，医学院被迫关闭。有人劝施锡恩去美国。他回答说，若是去美国，我两次去美国进修时早就留在那不回来啦！我是中国人，还有中国人的自尊心，不愿意做一个"白华"。

当时天津的医学水平不高，有几家外国医院，属英、美、法、意、德、日和犹太人所开，规模都很小，其余多属私人开业，医疗水平落后，没有什么专科可言，因此天津大有用武之地。陈善理医生是一位虔诚的基督教徒，在黄家花园办了一所妇产科医院——恩光医院。陈医生欢迎这些来自协和医术精湛的医生到恩光医院看门诊。于是施锡恩和卞万年、金显宅、林崧、林景奎、节学鉴、林必锦、关颂凯、王志宜等应陈医生的邀请，先后来到天津。恩光医院除充实原有的妇产科之外，又增设内科、儿科、外科、泌尿科、耳鼻喉科和牙科。这些医师都是协和出身，有的曾留美，在社会上已有一定的声誉。当时像恩光这样科别齐全的医院为数不多，因此要求就诊和住院的病人极多。

恩光医院业务随着它的声誉越来越大，而医院坐落在黄家花园河北路口的规模实在太小。那座小楼房，楼下只有几间诊室，楼上病床不多，医院急需扩大，增加床位和设备。施锡恩和同事们提出这个建议时，陈医生表示不赞成，也不想把医院办下去。为了有一个工作基地，施锡恩与他的同事从陈医生手中将医院买下来加以扩充。大家共同订立了"君子协定"，每人投资5000元作为医院基金，这笔款只能投入，不得抽出，即使年终有积余，也不分红利。参加者不拿薪金，只取各自的诊费和手术费，以积累资金来扩充医院。为了节省开支，防止人浮于事，全医院只设医务委员会，由主任医生和护士长组成，实行集体治院，除了医务外，各有兼职，施锡恩负责设备。

为了改善医疗条件扩大医院，充实设备，需要更多的资金。幸而这些大夫在天津的朋友中有热心公益的人士，愿意以投资入股的形式（每股5000元），协助施锡恩他们筹到一笔资金。于是在黄家花园购置了两所楼房，扩充了病房，购置了X光机，增加了技术人员，设置了化验室，不久还配备了手术用的万能手术台和冷气机，以及高频手术电刀。这样一来，要求到恩光医院就诊的人越来越多，业务情况很好。旧社会的医疗卫生事业有一定的商业性质，而施锡恩他们的目的不在于盈利。向恩光医院投资的人也大都是热心医疗事业的人、或是施锡恩的朋友，他们也都并不指望"一本万利"。当时有两名大夫出国，他们也没想到分医院的财产。后来，医院有了积余后，便将招来的外股完全退还了。

恩光医院做了不少救死扶伤的有益工作。恩光医院的医生们在社会上有相当高的声誉。医务人员都恪守一个原则，就是救死扶伤。他们说在医生的眼里病人没有高低贵贱。施锡恩更是如此。他铭心刻骨记着父亲对他的教诲，为众人服务是天下最幸福的事情。多少年来，他就是凭着一颗良心，凭着他的医术，为许许多多的人解除了病痛。有一年，一位名叫郑玉文的女患者到恩光医院求医，她是一位普通工人的独生女儿，父母双亡，生活贫困。施锡恩为她检查后诊断为"重症盆腔炎"，这是由于严重感染所致，必须用高效抗生素。可是在当时的经济条件下，像青霉素一类的药我们国内还不能生产，进口也很少，而且很贵，普通人根本买不起这类进口药。由于没有药，使这位女病人病程延长，苦痛异常。施锡恩看到这种情况心中很焦急，恰恰在这个时候，施锡恩从一位美国朋友那里寻到几瓶盘尼西林。这种药当时很贵重，施大夫却毫不犹豫地将其全部用在郑玉文身上，有效地治愈了她的病痛，且分文未收。郑玉文十分感激施大夫，常常到医院看望他，后来施大夫得知她生活困难，还介绍她去北京一家医院学习护士工作。她自病人成了施锡恩的朋友，从内心感激施锡恩对她的挽救。施锡恩对穷苦的病人免费或减费治病，这是他一贯的做法。黄家花园附近的劳动人民都得到过施锡恩大夫的救治，以致后来我国三年困难时期，生活用品匮乏，很多病人都主动关心施大夫的生活，为施大夫解除困难，好让施大夫一心为医学事业做贡献。

施锡恩和他的同事们不仅开创了医院一代新风，而且还以培养实习生和住院医生的方式，先后接受了北京医学院、河北医学院、山东医学院和杭州医专的年轻医生，为他们创造了实习和进修的条件。1956 年，在社会主义改造高潮中。医院将全部动产、不动产（包括设备、药材以及银行存款）无条件上交国家，全院医、职人员都由国家做了妥善安排。

培养人才，著书立说

施锡恩自 20 世纪 30 年代选定泌尿外科为专业，在学术方面刻苦钻研与探索，取得了巨大成就，同时也培养了大批的泌尿外科人才。在北京协和医学院执教时，造就和培养了原中国医学科学院院长吴阶平，原上海中山医院院长、泌尿科主任熊汝成，原天津医学院第一附属医院外科主任虞颂庭，原第二军医大学泌尿外科主任马永江等一大批泌尿外科领军人才。天津解放初期，施锡恩参加了天津医学院的筹建工作，随后又任教于天津医学院和天津卫生学校，任天津市第三、第四医院、解放军 254 医院以及中纺医院（天津市第一中心医院前身）顾问，指导临床工作。一中心医院建成后，施锡恩被评定为一级教授。在施锡恩的努力下。我国第一个具有相当医疗水平的泌尿专科成立了，他出任主任。在那段时间里，他几乎把全部精力都投入到了医院中，决心让中国人在世界泌尿外科领域里占有一席之地，让外国人刮目相看。

1958年，长期在临床工作的施锡恩发现对泌尿系病人的检查使用膀胱镜，不仅需要操作医生有高深的技术，而且病人也十分痛苦；使用静脉造影剂，利用造影剂循血循环途径到达肾脏，或使用碘化钠注入膀胱为造影剂，靠 X 光透视观察，这些方法也不能使医生清晰地看到病变。施锡恩觉得有必要研制一种一不能透光、二要有附着力、三可以避免刺激性的造影液。本着这三个原则，施锡恩一心扑在了这项研制上，经过多次的试验，经过多次的失败，终于在南开大学的通力协作下，获得了成功。"新膀胱造影剂"（二氧化锡）的研制成功，不仅具备了施锡恩原来设想的优点，而且能使病变轮廓清晰，表面斑纹细致，有明显的实体感。另外，它还能诊断肿瘤、了解肿瘤的性质。经过临床的多次验证后，国内外专家们一致认为。这是无可置疑的重大科技贡献。根据临床实践和见解，施锡恩先后撰写了五十多篇论文，分别发表在国内外生理杂志、外科杂志、肿瘤杂志及泌尿科杂志上，从基础研究到临床疑难杂症的处理，从疾病的诊疗常规介绍到诊疗新方法的创造，涵盖泌尿外科各个领域。

新中国成立前，只在少数大城市的个别医院有泌尿外科。从事这门专科的人才极为缺乏。不但仪器设备完全是从国外进口，教科书和统计资料也没有本国的，所以教材都不符合我国的实际情况。中华人民共和国成立后党和政府十分关怀人民的医药卫生事业和重视培养医学人才，在培养医生中普遍感到迫切需要一本我国自己的泌尿外科学，作为教学的参考书。施锡恩为培养一批新中国自己的医生，毅然著书立说。如作为泌尿科住院医师工作指南的《泌尿科常规》和《泌尿科学纲领》。施锡恩又和吴阶平教授邀请北京、上海、天津的泌尿外科工作者，合作编写了《泌尿外科学》。结束了培养中国医生要看外国的教科书的历史。书中尽量采用本国资料和统计数字，使之成为具有中国特色的泌尿外科专著，可供一般外科医师（特别是住院医师）和进修泌尿外科医师参考。该书长达70多万字，是我国有史以来第一部泌尿外科专著，不仅填补了我国医学史上的空白，也满足了全国泌尿外科医生和高等医学院校学生的迫切需要。这本书在1963年出版，颇受读者欢迎。1978年《泌尿外科学》第二版出版，书中增加了许多最新的资料，使其内容更充实、更完善，反映了当代世界先进水平。此外，施锡恩还参加编写了《外科学》《泌尿外科进展》《热带病学》，以及《中国医学百科全书》的有关泌尿外科部分篇章的工作。与此同时，施锡恩还主动担任了一些理论性工作的研究。

自 1957 年以来，他一直担任天津市医学图书馆管理委员会主任委员；担任《中华医学杂志》（中、英文版）、《中华泌尿科杂志》和《天津医药杂志》等刊物的编审工作。1963 年，他还参加了我国第八届外科学会，主持了大会泌尿组会议。

毕生奉献，医高德粹

在施锡恩一生从医生涯中，他在同事中威信很高，即便是普通的盲肠手术，很多人都来找他做。如当时天津的眼科专家冯惠梅、妇产科专家顾学勤的阑尾手术，都找施锡恩。他认真负责而且在临床实践中一直坚持不断探索的精神，对症治疗，使许多疑难症状得以缓解，挽救了很多人的生命。如施锡恩的女婿丁茂柏是在 1957 年进入北京协和医院任内科医生的。有一次，一位中年男子前来看病，说 40 年前在协和看过病。丁茂柏立即从病室调阅这位中年男子的早年病历档案，仔细一看，发现那是施锡恩大夫当年写的。这位中年男子当年还是个 9 岁男孩，因患血友病右手合并 Volkmann 挛缩到院就医，施大夫写的病历具体明确，简单扼要。丁茂柏从这份病历中不仅看到当时经施锡恩诊断后记下的具体病况，还深深地感觉到这位患者今天来就医仍具有重要的参考价值。

在施锡恩从医的一生中，从来没有开过什么"人情方"，他最反对的是病人要什么药就给开什么药，必须经过检查认定应给开什么药才开什么药，这是施锡恩的一贯作风。施锡恩对医疗工作认真负责的态度，早在他担任协和医院医生时就充分表现出来了，一直坚持到他生命的最后一刻。

新中国成立后，施锡恩拥护共产党的领导。1950 年抗美援朝一开始，他就响应政府号召，第一批带领医务工作者奔赴前线，为中国人民志愿军病伤员服务。他担任天津抗美援朝医疗队第三队队长，全身心投入工作，舍生忘死，为保家卫国作出了他的贡献。回国后，他受聘于天津医学院，任泌尿外科教授，与此同时兼任纺织医院泌尿科主任和市第三、四医院泌尿科主任。1956 年以后，他一直兼任天津市第一中心医院泌尿科主任，直至他去世。

粉碎"四人帮"后，施锡恩已是年逾古稀的人了。可是他仍觉得自己有力量，要做的工作很多，他继续孜孜不倦地工作着。1978 年他出席了全国科技大会，获得新膀胱造影剂研制的科技成果奖，还出席了在武汉召开的全国第九届外科学会。1982 年，他被选为天津市科协工作积极分子。

人民感谢施锡恩为我国泌尿外科专业的发展作出了重大贡献。1956 年起，他历任天津市第二、三、四、五届人大代表，1965 年至 1977 年任六、七、八届人大代表、市人民委员会委员，1980 年任天津市九、十届人大代表、常委及科教文卫委员会委员。他还先后担任了九三学社第一、二、三、四、五届常委。科学文教委员会副主席及分社副主委等职务。1979 年以来任九三学社第六、七届中央委员会委员。

1990 年，为了我国泌尿外科事业呕心沥血了一生的施锡恩，带着他矢志不渝的医学追求，永远离开了我们。他的一生献给了祖国的泌尿外科专业，他为祖国医学事业的发展献出了毕生的精力。人民永远怀念他。

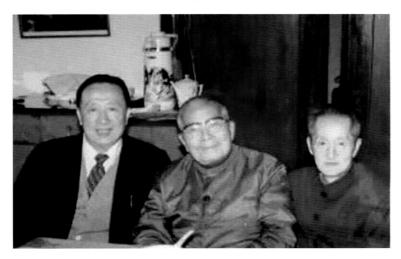

施锡恩和他的两位学生吴阶平（左）和欧阳乾（右）的合影

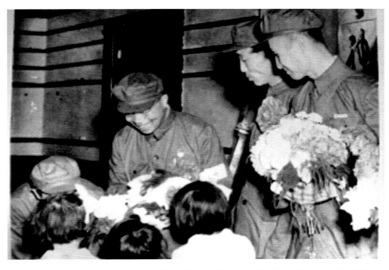

保卫国家，施锡恩组织天津市抗美援朝志愿医疗第三大队，并担任大队长

为我国泌尿外科事业作出卓越贡献——虞颂庭

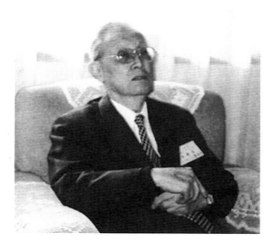

虞颂庭（1914.5.5—2010.5.18）

　　虞颂庭，1914 年 5 月 5 日生于浙江慈溪观海卫镇。受行医的父亲影响，高中毕业后考取北平燕京大学，继而考上协和医学院，1939 年毕业，获医学博士学位并留校任外科助理住院医师。抗日战争期间，协和医学院被日军占领。虞颂庭满怀民族义愤，历尽艰险奔向抗战大后方。辗转广西、贵州、湖南等地为抗战服务，曾在国际红十字会与国民政府军医部开办的贵阳战时卫生人员训练所担任教官，为抗战前线培养输送了一大批外科军医。1944 年赴重庆中央医院任外科主治医师。抗战胜利后，1947 年赴美国芝加哥大学泌尿科研修，师从国际著名泌尿外科专家、诺贝尔奖金获得者查理·赫金斯教授。1948 年回国就职于天津中央医院任外科主任。1950 年至 1952 年兼任协和医学院助理教授，同时在津积极参与创建天津医学院。1954 年至今任天津医学院（现为天津医科大学）、天津医科大学总医院外科学教授、外科主任，一直到九十高龄仍坚守在医疗和教学工作第一线。

　　虞颂庭六十多年来致力于外科、泌尿外科的临床医疗、教学和科研工作，尤其是在泌尿外科的临床与基础应用研究方面有深厚造诣。20 世纪 70 年代，虞颂庭曾作为中央医疗小组成员，为周恩来总理等国家领导人诊病。那时他常常是上午在北京的首都医院，下午就回到天津，坐在天津医学院附属医院门诊部，为普通人看病。他以广博的医学理论知识和临床经验、认真严谨的治学态度和朴实民主的学者风范，教育、影响了一代又一代的学生，培养硕士研究生33名，为我国培养了一批外科、泌尿外科领域的杰出人才，其中包括吴咸中、马腾骧、刘自宽、王鹏志、韩树楠等，这些人都在各自的岗位上作出了突出的贡献。八十几岁的虞颂庭还坚持看门诊，写论文，参加学术会议。他运用遗传学、免疫学以及分子生物学等方法进行学科研究，发表研究论文一百余篇，主编、主译和参编学术著作十余部。历任中华外科学会委员、中华医学会泌尿外科学会副主任委员，中国生物医学工程学会常务理事、中国生物医学工程学会天津市分会理事长，《中华外科杂志》编委和《中华泌尿外科杂志》副总等职。1993年，获得吴阶平泌尿外科医学基金管理委员会颁发的"第一届吴阶平泌尿外科医学奖"。1994年获得天津市自然科学进步二等奖。1994年10月，在武汉召开的中华医学会泌尿外科学会议上，特别对虞颂庭为我国泌尿外科事业所做的卓越贡献进行了表彰。

虞颂庭同志1957年7月加入中国共产党。认真学习马列主义、毛泽东思想和中国特色社会主义理论，深入贯彻落实科学发展观，衷心拥护中国共产党的领导。先后任天津市第一、九、十、十一、十二届人民代表大会代表，河北省第三届人民代表大会代表，天津市政协六、七、八届委员会副主席，九三学社天津市委员会第四、五、六届主委，第六、七、八届名誉主委，九三学社中央第六、七、八届常委。

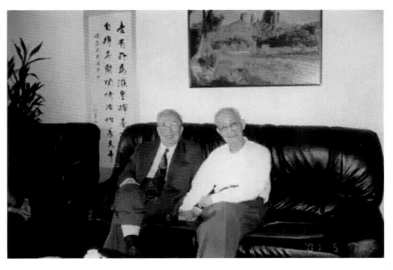

虞颂庭教授与吴阶平教授

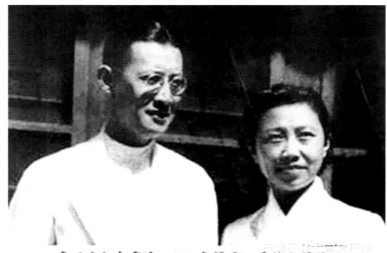

虞颂庭与俞霭峰，1941年摄于北平协和医院。

虞颂庭教授与夫人俞霭峰教授

他们就是曾被周恩来和邓颖超同志称为"男虞"和"女俞"的一对医界伉俪

为天津泌尿外科呕心沥血、艰苦奋斗——马腾骧

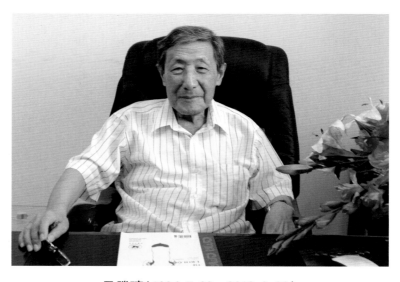

马腾骧（1926.7.29—2019.3.28）

马腾骧，1926年出生于辽宁辽阳。1948年毕业于盛京医科大学（现中国

医科大学），马腾骧教授于 1949 年进入天津中央医院从医任教，1973 年调入天津医学院第二附属医院（现天津医科大学第二医院）任大外科主任兼泌尿外科主任，1979 年创建天津市泌尿外科研究所并任所长，1980 年建立了当时国内最大的血液透析中心。历经三十多年呕心沥血的艰苦奋斗，把泌尿科建设成为拥有一百六十余张床位和一个研究所的国家级重点学科、首批国家"211 工程"重点建设学科、天津市重点实验室，形成了自身的特色和优势。马腾骧教授曾担任中华医学会泌尿外科学会第三、四、五届副主任委员，中国生物工程学会人工器官分会主任委员，曾荣获第一届"吴阶平医学研究奖"、"保罗—杨森药学研究奖一等奖"、"国家科技进步二等奖"，为我国泌尿外科发展作出了卓越的贡献。

20 世纪 50 年代，马腾骧教授在国内最早开展了肠管在泌尿外科领域的应用、泌尿系统结核病保留器官的外科治疗、肾血管性高血压的外科诊疗、肾移植等临床创新性工作。1959 年马腾骧教授在国内首次成功将人工肾用于急性肾衰竭患者的抢救，标志我国人工肾技术进入临床实用阶段。20 世纪 60 年代初，他主持开展了天津市第一例同种异体肾移植，是国内较早开展肾移植手术的单位之一。1960 年编写了国内第一部《膀胱镜诊断学》，1962 年出版了国内第一部《人工肾》专著。1980 年，马腾骧教授创建了国内第一个大型血液透析中心。

1979 年，经当时天津市领导的支持下，马腾骧教授创建了天津市泌尿外科研究所，并被聘为首任所长。他卓有远见地将基础研究与临床研究有机结合，实现了相互促进、协同发展。在他的领导下，泌尿外科学科在 1993 年被评为天津市高校首批重点学科，1995 年成为天津市卫生系统首批重点学科，1996 年国家"211 工程"首批重点建设学科，2001 年教育部国家重点学科，2004 年获批天津市重点实验室，2013 年被评为卫生部国家临床重点专科。从而将天津医科大学第二医院泌尿外科学科建成为国内一流学科，天津市泌尿外科研究所也成为国内一流的科研基地。

马腾骧教授十分重视人才培养。1953 年他就开始培育专科进修医师。1973 年开始举办进修医师培训班。1982 年后，受卫生部委托举办全国泌尿外科高级医师"部办班"，培训了来自全国的四百余名进修医师。先后培养了博士研究生 25 名、硕士研究生 24 名，他们均成为各地区泌尿外科学术带头人与骨干力量。

马腾骧教授先后出版了《现代泌尿外科学》等十余部专著，发表一百余篇学术论文，荣获国家科技进步二等奖等数项科技奖励。他先后6次获得天津市劳动模范和全国优秀教师等荣誉称号。为表彰马腾骧教授在泌尿外科领域所作出的突出贡献，在1994年授予他第一届吴阶平医学研究奖——保罗·杨森药学研究奖一等奖；2008年又被中华医学会泌尿外科学分会授予"突出贡献奖"。

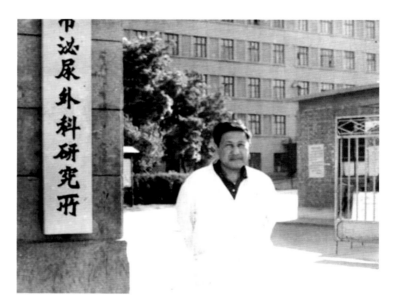

马腾骧（1926.7.29—2019.3.28）

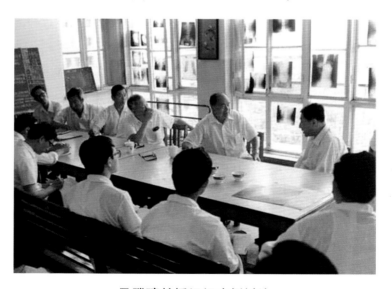

马腾骧教授组织病例讨论

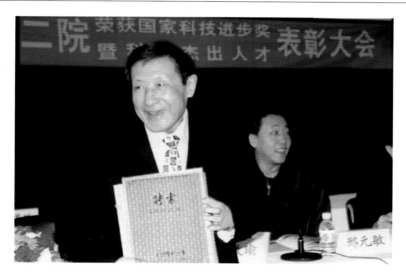

马腾骧教授获得国家科技进步奖表彰大会

　　新中国成立前后，天津市还聚集了一批优秀的泌尿外科医师，如丁厚发、欧阳乾、陈宜和、漆安生、张振雄等人，开展了诸多在当时值得称道的临床工作，并与当时世界上的先进医疗理念相衔接，为天津市泌尿外科的振兴、发展作出过重要的贡献。

参考资料

[1] 施锡恩. 我把毕生献给了医学事业，天津文史资料选辑，第 32 辑[M]. 天津:天津人民出版社，1985.

[2] 马月栏. 我与施锡恩医生，天津文史资料选辑，第 69 辑[M]. 天津:天津人民出版社，1996.

[3] 那彦群等. 中国泌尿外科学史[M]. 上海:第二军医大学出版社，2007.

[4] 周利群. 中国泌尿外科的历史、现状和展望[J]. 中国科技产业，2016(001).

（牛远杰　刘春雨　王　勇）

中国肿瘤医学之父——金显宅

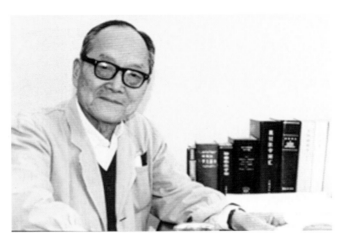

金显宅(1904. 3. 7—1990. 9. 4)

  金显宅，1904 年 3 月 7 日出生于朝鲜汉城(现首尔)，1930 年加入中国籍，是我国著名肿瘤医学专家，被誉为"中国肿瘤医学之父"。曾任天津市立人民医院(天津肿瘤医院前身)肿瘤科主任、天津市人民医院院长、名誉院长、天津市肿瘤研究所所长、名誉所长。九三学社中央委员会第七届常委，九三学社天津分社第四届副主委，九三学社天津市委员会第五届副主委，全国政协第六、七届常委，天津市政协第四、五届常委，第六届副主席。金显宅治学严谨，刻苦钻研，对乳腺癌、骨纤维肉瘤、嗜伊红细胞增生性淋巴肉芽肿及多种肿瘤根治术式均有研究，主持统一了乳腺癌的国内分类法，创建了中国抗癌协会，培养了大批肿瘤外科人才。

生平简历

1904 年 3 月 7 日	生于朝鲜汉城。
1916—1919 年	在汉城私立培才中学学习。
1919 年	来到中国。
1920—1923 年	在上海沪江中学高中学习。
1923—1926 年	在上海沪江大学医预科学习,1927 年获理学士学位。

1926—1931 年　　　　在北京协和医学院学习并毕业,获美国纽约州立大学医学博士学位。

1930 年　　　　　　加入中国籍。

1931—1933 年　　　任北京协和医院住院医师。

1934—1937 年　　　任北京协和医院肿瘤科主治医师。

1937—1938 年　　　在美国纽约曼哈顿区纪念医院进修肿瘤病理。

1938—1939 年　　　在美国芝加哥肿瘤研究所进修肿瘤临床。

1939 年 3—9 月　　在欧洲考察肿瘤诊治工作。

1939 年 10 月—1941 年 12 月　任北京协和医学院外科副教授和协和医院肿瘤科主任。

1942 年 12 月—1945 年 11 月　在天津与人合办恩光医院,负责外科和肿瘤科。

1945 年 11 月—1947 年 2 月　在美国芝加哥比林氏附属医院进修肿瘤外科,兼任芝加哥肿瘤研究所研究员。

1947 年 2 月—1956 年　　　　在天津恩光医院任外科和肿瘤科医师。

1949 年　　　　　兼任河北医学院外科教授、天津市总医院、天津市第四医院、中纺医院(华北纺织管理局第一医院前身)外科顾问。

1952—1956 年　　任天津市人民医院瘤科顾问医师。

1952—1956 年　　任华北纺织管理局第一医院(后改名天津市第一中心医院)外科主任。

1956 年—　　　　任天津市立人民医院肿瘤科主任。

1972 年　　　　　任天津市立肿瘤研究室主任。

1977 年　　　　　任天津市立肿瘤研究所副所长。

1980—1983 年　　任天津市立人民医院院长、兼放疗科和化疗科主任,天津市肿瘤研究所所长,兼实验肿瘤研究室主任。

1983 年——　　　　　任天津市人民医院名誉院长、天津市肿瘤研究所名誉所长。

1990 年 9 月 4 日　因病医治无效，逝世于天津。

一、一代宗师，开创伟业

金显宅 1904 年出生于朝鲜汉城，1916 年毕业于汉城私立攻玉小学，父亲是中药店老板。1919 年 3 月，在汉城私立培才中学初中三年级读书时，他参加了要求朝鲜独立的罢工、罢课、罢市的爱国运动。为避免日军的残酷镇压，其父将他装在背篓中，偷越鸭绿江桥，进入中国国境，投奔在张家口开办"十全医院"的大哥金显国处。在大哥的关心帮助下，他抓紧时间学习汉语和英语。

1920 年他考入沪江大学附中，1923 年高中毕业，以优异的成绩被保送沪江大学医预科。期间因成绩优异，常获校方颁发的奖学金。在大学三年级时，参加了朝鲜青年在中国谋求朝鲜独立的组织。1926 年以优异的成绩考入北京协和医学院。因为他是沪江大学第一批考入协和的学生，该校授予他 100 元的奖学金。他在协和读书期间，因学习成绩优异，获得每年 100 元的奖学金。1927 年获得上海沪江大学理学院学位。1930 年加入中国籍，1931 年从协和医学院毕业，取得美国纽约州立大学医学院医学博士学位。

自协和医学院毕业后，金显宅任协和医院住院医师 3 年。1933 年协和医院成立了肿瘤科，由斯皮斯任科主任。1934 年外科主任劳克斯医师动员他担任肿瘤科主治医师，他欣然同意。

1933 年 12 月 25 日，金显宅与津沽纺织业巨头的长女吴佩球喜结连理。金显宅夫妇共育有子女三人，1935 年 5 月喜得长女金芸培，后又得次女金蓉培、幼子金文培。

1937 年"七七事变"前夕，金显宅动身乘船赴美留学。他先在纽约市曼哈顿区纪念医院跟病理专家尤文博士学习肿瘤病理一年，次年又赴芝加哥肿瘤研究所进修肿瘤临床，主修肿瘤外科和放射治疗学。他曾利用晚间参加了一期"如何写作科学论文"的学习班，掌握了书写科研论文的基本知识。1939 年 3 月—9 月，他访问了英国、法国、比利时、德国、丹麦、瑞典、瑞士和意大利，考察各国的肿瘤医院或癌症中心的诊疗工作。1939 年 10 月回到北平，任协和医学院外科副教授和协和医院肿瘤科主任。

1942 年，北京协和医学院被日本侵略军占领，医院被迫关闭。他遂与卞万年、卞学鉴、王志宜、方先之、关颂凯和林景奎诸医师共赴天津，合资开办"恩光医院"，并负责外科和肿瘤科的工作。日本投降后，他在天津行医，经济收入日丰。1945年11月应老师柯特乐之邀去芝加哥进修，在芝加哥大学比林氏附属医院进修肿瘤外科，并兼任芝加哥肿瘤研究所的研究员。

1947年2月回国，仍在天津恩光医院开业。业务极忙，除给中国人治病外，在津的外国人也都找他看病。1948年他一度决意南迁，最终听从著名内分泌学家朱宪彝的劝告，留守天津。

1949年他除私人开业之外，还担任河北医学院（后迁往河北省石家庄市）的外科教授、天津市总医院和天津市第四医院（后更名为天津市第二中心医院）的外科顾问医师。1949年11月中纺医院（后更名为华北纺织管理局第一医院，后与其他医院合并为天津市第一中心医院）正式开业，他被聘为外科顾问医师。

1951年夏，金显宅参加了抗美援朝志愿医疗队。1951年冬，英国伦敦教会在天津开办的马大夫纪念医院被中国政府接管，改名为天津市人民医院。该院于1952年成立瘤科，肿瘤专家金显宅被聘为人民医院肿瘤科医师，开始创建新中国第一个肿瘤科，病房设床位21张，肿瘤医师3名。1952年以后，人民医院内科、外科、妇科和儿科等科室陆续迁出，1956年形成骨科、肿瘤科专科医疗特色医院，肿瘤病床增加到76张，医生增加到20名。在金显宅教授的带领下，肿瘤科形成了以乳腺、头颈、胸、腹、盆腔及骨与软组织肿瘤二级分科完整的肿瘤外科体系。天津市人民医院肿瘤科当时在全国学术处于领先水平。

1954年年底，受国家卫生部委托，金显宅教授承办第一届全国肿瘤高级医师进修班，为国内培养了大批肿瘤专业人才。天津人民医院因此被誉为中国肿瘤医学"黄埔军校"。自从1954年开办，（除"文革"中断外）至1990年，进修班共开办23期，培养了大批肿瘤学专业人才。

1956年，恩光医院停业。金显宅辞去第一中心医院外科主任职务，专任天津市人民医院肿瘤科主任。人民医院肿瘤科问世以来，在人民群众中逐步树立起威信，于是来信问病者日众。他对人民来信极为重视，每次都亲自看信，然后向其秘书口述回答，秘书回信一式两份，其中一份存档或置入病案中。凡是他能解决的问题一定负责解决，若信来自外地，他无法亲自诊治，也一定代为介绍，务求就地诊治。对于人民来信，他从不积压。20世纪90年代天津市肿瘤医院（即原天津市人民医院）的病床数已扩展到600张，但仍是以肿瘤外科为重点的癌瘤中心。

1963年他创办中国第一份肿瘤学杂志《天津医药杂志肿瘤学附刊》，并任主编。"文革"期间该杂志停刊，1978年复刊，并于1984年更名为《肿瘤临床》，1986年定名为《中国肿瘤临床》。1987年，金显宅担任名誉主编。

1972年，天津市建立了肿瘤研究室，金显宅任主任。1977年研究室扩充为天津市肿瘤研究所，他任副所长。1980年任天津市人民医院院长和天津市肿瘤研究所所长，1981年主持了在天津市召开的全国肿瘤医师进修班第一届学术交流会。

1983年任天津市人民医院名誉院长和天津市肿瘤研究所名誉所长。

1984年4月，金显宅主持了在天津市召开的中国第一届国际乳腺癌学术会议。在会议期间他倡议建立"中国抗癌协会"。翌年，中国抗癌协会正式成立，他担任名誉理事长。同年，美国肿瘤外科学会授予其荣誉会员称号。

1986年天津市肿瘤医院建成。金显宅为建筑这所新院奔波操劳近十个寒暑。1988年，美国临床肿瘤学会吸取他为正式会员。1989年10月，参加了在天津召开的全国肿瘤医师进修班第二届学术交流会，在会上他被誉为"中国肿瘤医学之父"。

1990年9月4日，金显宅因病医治无效，逝世于天津，享年86岁。

二、殷殷育才，桃李满园

1952年，金显宅主持天津市人民医院肿瘤科工作，深知要想开展中国的肿瘤事业，关键在于干部。当时人民医院肿瘤科仅有病床20张，门诊量也不大。肿瘤医师除他外仅有3人。因此，他有计划地组织和安排了一期肿瘤专业骨干培训班。白天挤不出时间，就利用夜晚每周讲课两次，每次两小时。授课内容为放射治疗学的物理基础和放射生物学基础，以及肿瘤学总论和各论。在各论方面，请方先之讲骨肿瘤、施锡恩讲泌尿科肿瘤、赵以成讲中枢神经系统肿瘤、林崧讲卵巢肿瘤、柯应夔讲子宫颈瘤等。每次授课后，指定学员将授课内容整理成笔记。授课两年后，讲学笔记由人民医院印刷装订成册，名为《肿瘤学讲义》，在第一届全国肿瘤医师进修班（1954年12月—1955年11月）中用作正式教材。第一届学员毕业后，讲义进行改写，1956年人民医院内部出版《肿瘤学讲义》第二版，作为第二届进修班（1956年3月—1957年2月）学员的教材。以后，《肿瘤学讲义》陆续更新，1961年出第三版，1964年出第四版，1979年出第五版，1988年出第六版。

　　培养临床骨干是金显宅的重要工作之一。他自己带出一批得意门生：如精通病理的王德延、全面发展的张天泽、头颈肿瘤专家李树玲、精通盆腔和腹部肿瘤的金家瑞和擅长乳腺和胸部肿瘤的王德元。他培养骨干的方法是边讲边教，让大家心领神会，以真正学到手为止。如讲授有关放射治疗学，由操纵 X 线治疗机开始教，而后测定 X 线输出量、给病人设计治疗射野、摆好照射体位和具体进行治疗，都亲自示范。

　　金显宅病理学造诣颇深。加上丰富的肿瘤临床经验，故病理诊断的误诊率很低。他常说：肿瘤医师不懂肿瘤病理，只能算是半个肿瘤医师。因此，他要求每位从事肿瘤诊治的医师都要学习肿瘤病理，他自己带领大家阅读病理切片。办前几届肿瘤医师进修班时，他要求学员自带一台显微镜来；而本院的肿瘤医师也是一人配备一台显微镜，在每天的空闲时间里坐下来看病理切片，由他和他的弟子指导，因此，学员们进步很快。为对病人的诊断负责，每张切片都送到天津医学院病理教研室进行核对。当两处诊断不一致时，他就根据病人的临床表现和病理所见加以分析。

　　自 1954 年 12 月开办第一届全国肿瘤医师进修班，至 1966 年"文革"为止，共举办了 9 期。他任进修班主任，安排进修学员的课程和生活。进修课程中要求学员能初步掌握肿瘤病理和肿瘤临床的全部知识，尤其要求学员们能正确运用治疗手段，包括手术和放射治疗，许多学员后来成为肿瘤科骨干，有的人还参与创建肿瘤科或肿瘤研究所。自 20 世纪 60 年代开始，进修班又增加了化学药物治疗的内容，每期进修班的主要课程都由金显宅亲自授课。

三、医术高超，精益求精

　　金显宅精通解剖学，对于人体各部位的淋巴引流了如指掌，扎实的基础知识使其手术层面清晰，有条不紊，止血准确；再加上艺高人胆大，心细，故手术进度快而不乱。金教授肿瘤外科理念先进，手术操作规范、精细。所有看过他手术的外科专家，无不赞叹而钦佩，认为是一种艺术享受。他能博取众家之长为己用，擅长各种典型的肿瘤根治术。如乳腺癌根治术、颌面口腔癌与颈部联合清除术、胸腹联合胃贲门癌根治术、结直肠癌根治术、子宫颈癌根治术、甲状腺癌颈淋巴结清除术、盆腔内容清除术（又分前盆、后盆和全盆三种）、腹股沟淋巴结清除术、胸肩离断术、半盆切除术等。耳鼻喉科肿瘤的手术，如上颌窦癌根治术、全喉切除术等，也是由他首先在天津市开展的。其手术水平堪称世界一流。

金显宅勤于总结医疗实践中的发现和经验，并将这些经验撰写成文。自1931年从医以来在国内外各种医学杂志中发表医学专著百余篇，其中英文论文25篇。

他在1943年采用新的根治术成功治疗了一例下龈鳞状上皮癌兼同侧颌下淋巴结转移的患者，1948年在中华医学会北京分会的年会上，金显宅用流利的英文介绍了这种舌癌的新的术式。1958年他在《中华外科杂志》上发表《舌癌与根治性颈淋巴结清扫及下颌骨联合整块切除术》一文，详细叙述了此种术式的病例选择、术前准备、麻醉、手术步骤、术后处理和疗效等内容，得到了业内同仁的高度称赞。

1954年1月开始，他在天津市人民医院开展了根治性乳房切除合并内乳淋巴结链整块一次切除术治疗乳腺癌。1962年，他在《中华医学杂志》发表文章，报道他们收集全国乳腺癌2525例病患的治疗结果，其中内乳扩大根治术458例，单纯内乳转移占4.1%，内乳与腋淋巴结皆转移者占25.1%。内乳扩大根治术的疗效稍优于典型乳癌根治术。1963年他在《天津医药杂志肿瘤学附刊》上发表了《胸骨旁乳癌扩大根治术的适应症》一文，指出肿瘤位于乳腺中部或内侧，以及腋淋巴结有转移者是最好的适应证。

1956年他开展了盆腔内容清除术(分前盆术、后盆术和全盆术三种)用以治疗晚期盆腔脏器癌(包括子宫颈癌、阴道外阴癌、直肠癌、膀胱癌和盆腔肉瘤等)不宜放射治疗或典型根治术已不能解决问题者。在严格选择适应证的基础上，与妇科医师和泌尿科医师通力合作完成手术，共完成此种大型手术22例。

四、开展交流，走向世界

金显宅多次参加国际性学术会议。1937年8月在芝加哥参加第4届国际放射学学术会议。1962年在莫斯科参加第8届国际抗癌学术会议，并宣读论文，讨论了乳腺癌根治术与扩大根治术的疗效比较。1979年9月在纽约参加美国全国第3届乳腺癌学术会议。1984年在天津主持召开中国第一届国际乳腺癌学术会议。

1979年他第三次赴美时，与美国老友相逢，他为天津市人民医院派出一位医师出国考察争取到国外资助。回国后参加全国乳腺癌学术会议，在会上介绍了美国乳腺癌会议的概况。

在参加美国乳腺癌学术会议期间，他邀请美国肿瘤专家柯特乐博士和放射物理学专家威廉斯博士来津讲学。威廉斯回美后，个人资助天津肿瘤医院两位学者赴美进修。此后，金显宅为人民医院的发展，多方邀请各国学者来津讲学；同时为派出更多人员出国进修打通了渠道。

1983年6月，中国抗癌协会由我国肿瘤界的几位前辈：金显宅、吴桓兴、李冰、叶馥荪、李光恒、李挺宜、张明和、金家瑞、张天泽、徐光炜等专家教授在天津召开中国抗癌协会筹备会，并签署了"建立中国抗癌协会的申请报告"。报告经中央书记处书记王任重、国务院副总理方毅批示同意。1984年4月，中国抗癌协会第一次会员代表大会在天津召开，宣告中国抗癌协会成立。会议通过了中国抗癌协会章程；选举了名誉主席金显宅、主席吴桓兴，副主席李光恒、叶馥荪，秘书长金家瑞；建立了宣传情报、防治研究、社会服务、培训交流、国际联络、财务管理六个领导组。1986年10月，张天泽补选为理事长，李树玲接任秘书长。1988年5月，中国抗癌协会第二届理事会第一次会议在武汉召开。张天泽当选为理事长，李树玲当选为秘书长。1989年2月，经中国科协同意，协会加入亚太地区抗癌组织联盟。同年10月，协会理事长张天泽在巴基斯坦拉赫尔市举办的第九届亚太地区肿瘤学术会议，当选为该组织执行主席（1989—1991年）。

1989年10月，金显宅参加了在天津召开的全国肿瘤医师进修班第二届学术交流会，在会上被正式誉为"中国肿瘤医学之父"的光荣称号。与会的三百多位专家学者鉴于金显宅对中国抗癌事业的卓越贡献，大会通过一项特别决议，于天津肿瘤医院铸造金显宅铜像，以此表彰，永远纪念。

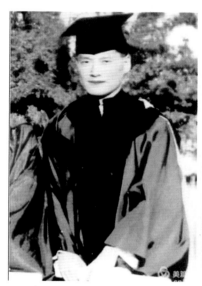

赴美留学期间的金显宅

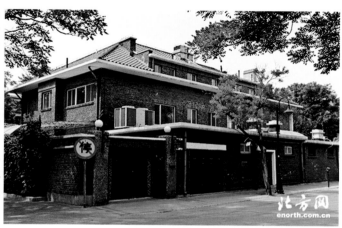

金显宅故居（今和平区睦南道69号）

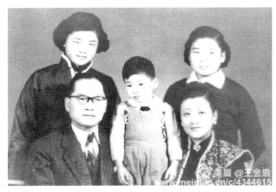

金显宅一家,前排左起:金显宅,幼子金文培,妻子吴佩球;后排左起:长女金芸培,次女金蓉培

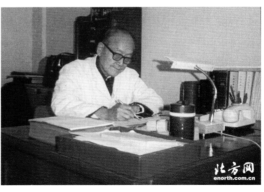

晚年认真钻研肿瘤学新进展的金显宅

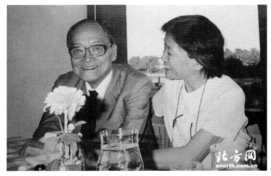

金显宅与小女儿金蓉培

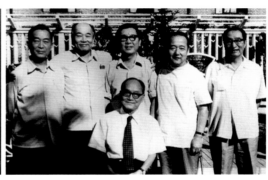

金显宅教授和他的学生(后排左起:王德元,张天泽,金家瑞,李树玲,王德延)

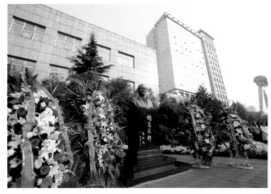

天津市肿瘤医院内的金显宅铜像

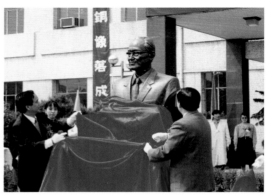

金显宅铜像落成仪式

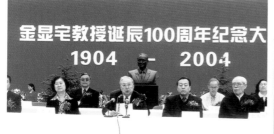

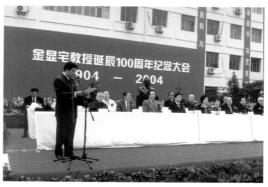

金显宅教授诞辰 100 周年纪念大会　　　　金显宅教授诞辰 100 周年纪念大会

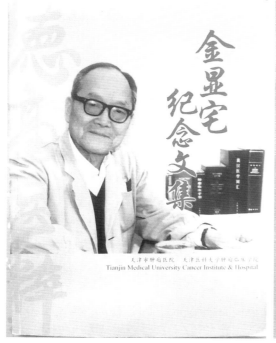

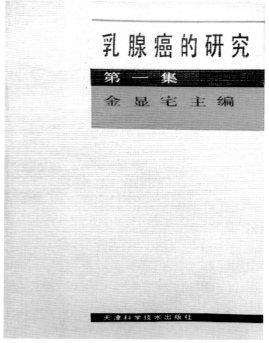

金显宅教授诞辰 100 周年纪念文集　　　　　　金显宅教授专著

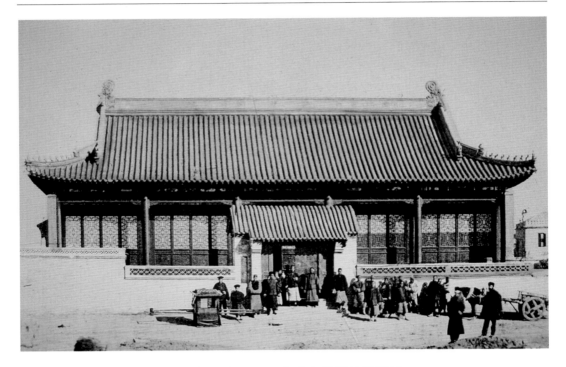

马大夫医院——天津肿瘤学科的发源地

参考资料

[1] Kimm HT et al: Estrogen for prevention and treatment of hemorrhage in hemophilia, J Amer Med Assoc 19: 991, 1932 (English).

[2] Kimm HT et al: Fate of bronchial ligature, Proc Exp Biol & Med 31: 328, 1933 (English).

[3] Kimm HT et al: A study of r – radiation granulocytopenia, Proc Exp Biol & Med 31: 1237, 1934 (English).

[4] Kimm HT et al: Sialography & diagnosis of tumor, Amer J Roentgenol 34: 289, 1935 (English).

[5] Xie ZG & Kimm HT: The changes of lung & pleura following extrathoracic tumor irradiation, Amer J Roentgenol 37: 802, 1937 (English).

[6] Baranoff A Chang QS, Kimm HT: Dentigerous cyst (Report of 40 cases), Proceedings of the IV Conference, Chinese Medical Association, p 328, 1937 (English).

[7] Kimm HT: Eosinophilic hyperplastic lymphoblastoma resembling Mikulicz's Syndrome; a

report of 7 cases, Proceedings of the IV Conference, Chinese Medical Association, p 329, 1937 (English).

[8] Kimm HT et al: Clinical study of adamantinoma of the jaw, Proceedings of the IV Conference, Chinese Medical Association, p 331, 1937 (English).

[9] Situ Z & Kimm HT: Preliminary report of radiotherapy of giant cell tumor, Proceedings of the IV Conference, Chinese Medical Association, p 332, 1937 (English).

[10] Kimm HT: Treatment of tuberculosis of lymphnodes, Proceedings of the IV Conference, Chinese Medical Association, 1937 (English).

[11] Kimm HT et al: Clinical study of 26 cases of adamantinoma, Chinese Med J 53: 1, 1938 (English).

[12] Baranoff A, Chang QS, Kimm HT: A study of 54 cases of follicular dentigerous cyst, Chinese Med J 56: 446, 1939(English).

[13] Kimm HT et al: Adrenal cortical carcinoma, Chinese Med J 59: 195, 1941 (English).

[14] Kimm HT: Radiosensitivity of adamantinoma, Chinese Med J 59: 497, 1941 (English).

[15] Xiong RC & Kimm HT: Tumors of infancy & childhood, Chinese Med J 61: 26 1942 (English).

[16] Kimm HT et al: Carcinosarcoma of the breast, A study of 8 cases, Chinese Med J 62: 38, 1943 (English).

[17] Kimm HT: Observations of methylcholanthrene fibrosarcoma of bone, Chinese Med J 62: 130, 1943 (English).

[18] Kimm HT & Cutler M: Current status of ovarian castration for carcinoma of the breast, Chinese Med J 65: 92, 1947(English).

[19] Kimm HT & Cutler M: Lymphosarcoma, Chinese Med J 66: 615, 1948 (English).

[20] Kimm HT: New radical operation for carcinoma of the tongue, Proceedings of 1948 Annual Conference, Peking Medical Association Meeting, 1948 (English).

[21] Kimm HT: The application of nerve block anesthesia in head & neck surgery, Peking Union Medical College, Alumni Association Meeting, 1948 (English).

[22] Liu Y] Gao DE & Kimm HT: Fibroma of ovary; the Meigs Syndrome, Chinese Med J 67: 80, 1949 (English).

[23] Ho YS, Yuan JQ & Kimm HT: Epithelioma of the eyelids, Chinese J Ophthal 2: 251, 1952 (Chinese).

[24] Li SL, Kimm HT et al: Sugical treatment of hemangioma; especially of the oral cavity its neighboring regions, Chinese J Surg 5: 1957(Chinese); Abstract: Chinese Med J 75: 949, 1957 (English).

［25］Kimm HT et al: Radical mastectomy combined with resection of internal mammary lymphode chains, Preliminary report of 25 cases, Chinese J Surg 5: 443, 1957 (Chinese).

［26］Kimm HT et al: Further observations on eosinophilic hyperplastic lymphogranuloma, Chinese J Surg 5: 877, 1957(Chinese).

［27］Li SL, Sun JQ & Kimm HT: Pathologic classification of hemangioma of the skin, Chinese J Dermatol 6: 414, 1958(Chinese).

［28］Kimm HT et al: Combined radical operation for carcinoma of the tongue, A radical cervical lymphadenectomy and en block resection of carcinoma of tongue and portion of mandible, Chinese J Surg 6: 1081, 1958 (Chinese).

［29］Kimm HT et al: A preliminary experience of extended radical operation for pelvic visceral carcinoma, Tianjin Med J 1: 73, 1959 (Chinese).

［30］kimm HT et al: The nature of solitary nodule of thyroid gland, Chinese J Surg 7: 1160, 1959 (Chinese).

［31］Li SL, Sun JQ. Sang YX & Kimm HT: A clinical study of 64 cases of alveolar carcinoma, Tianjin Med J2: 139, 1960(Chinese).

［32］Jin JR, Wang Dl, Wan J & Kimm HT: Malignant changes in epidermoid cysts, Tianjin Med J 1: 48, 1960 (Chinese).

［33］Kimm HT et al: Tumors of retro－mandibular portion of parotid gland, Tianjin J 1:355, 1959(Chinese).

［34］Wang DY, Zhang XL, Wang Sl & Kimm HT :Results of radical mastectomy in the usual type of breast cancer, Tianjin Med J 1:457, 1959(Chinese).

［35］Fang XZ, Kimm HT, Wu TC:A preliminary report on replacement of massive mandibular defect, Tianjin Med J 1:32, 1959(Chinese).

［36］Wang DY, Jin JR, Zheng BZ&Kimm HT: Preliminary report of the results of radical mastectomy combined with en block resection of internal mammary lymphnode chains Tianjin Med J 1:460, 1959(Chinese).

［37］Kimm HT et la: A comparison of results of radical mastectomy&extended radical mastectomy of carcinoma of the breast, Cancer Research, Academy of Chinese Medical Sciences, p 464, 1962(English); Chinese Med J 81:749, 1962(English).

［38］Kimm HT et al: Indications of radical mastectomy combined with resection of internal mammary lymphnode chains, Chinese Med J 82:570, 1963(English)

［39］Kimm HT: Current status of operative treatment of the early invasive carcinoma of cervix (Radical abdominal panhisterectomy combined with pelvic lymphnode dissection or the so called Wertheim－Meigs radical operation for carcinoma of uterine cervix), Tianjin

Med J 4:506, 1962(Chinese).

[40] Jin JR&Kimmy HT: A preliminary report on 46 cases of radical operation of early carcinoma of uterine cervix, Tianjin Med J 4:521, 1962(Chinese).

[41] Zhang TZ, Wang DI&Kimm HT: Tumors of salivary gland type in extramajor salivary gland(Analysis of 65 cases), J Oncology, Tianjin Med J 1:101, 1963(Chinese).

[42] Kimm HT: Summary of breast carcinoma articles, VIII International Cancer Congress, Moscow 1962, P 115, 1963(Chinese)

[43] Zhang TZ, Wang DI, Wang DY&Kimm HT: Medullary carcinoma of the breast, J Oncology, Tianjin Med J 1:37, 1963(Chinese).

[44] Kimm HT: Overview of the VIII International Cancer Congress, Moscow, 1962, J Oncology, Tianjin Med J 1:60, 1963(Chinese).

[45] Li SL, Zhang YX, Wang SL&Kimm HT: Analysis of 184 cases of squamous cell carcinoma of maxilla, J Oncology, Tianjin Med J 1:81, 1963(Chinese).

[46] Kimm HT et al: Combined radical operation for carcinoma of the tongue, A report on the end results in 24 cases, Chinese Med J 82:646, 1963(English).

[47] Kimm HT: Concept of blood born metastasis, J Oncology, Tianjin Med J 1:121, 1963(Chinese).

[48] Wang DY, Zhang TZ&Kimm HT: Clinico – pathological analysis of nipple discharge, J Oncology, Tianjin Med J 1:141, 1963(Chinese)

[49] Zhang TZ, Wang DI, Wang DY&Kimm HT: Mucoid carcinoma of the breast, Proceedings, Second National Cancer Conference, Shanghai, P 165, 1964(Chinese).

[50] Li SL&Kimm HT: Preservation of facial nerve in excision of benign mixed tumor of the parotid gland, J Oncology, Tianjin Med J 2:38, 1964(Chinese).

[51] Wang DY, Zhang TZ&Kimm HT: Schirrous carcinoma of the breast, Proceedings, Second National Cancer Conference, Shanghai, p 161, 1964(Chinese).

[52] Li SL, Zhang XZ, Kimm HT&Bao RX: Sialography of parotid gland in tumor diagnosis, J Oncology, Tianjin Med J 2:103, 1964(Chinese).

[53] Wang DY, Zhang TZ&Kimm HT; Adenofibroma of the breast:1. Some aspect of pathomorphological observations. J Oncology, Chinese Med J 2:230, 1964(Chinese).

[54] Wang DY, Zhang TZ&Kimm HT; Adenofibroma of the breast:2. Clinicopathological analysis of the adolescent type, J Oncology, Tianjin Med J 2:233, 1964(Chinese).

[55] Li SL&Kimm HT: The end result of 125 cases of radical cervical lymphnode dissection, J Oncology, Chinese Med J 3:124, 1965(Chinese).

[56] Zhang TZ, Wang DY, Wang DI&Kimm HT: Clinico – pathological analysis of 89 cases

of chronic cystic mastitis, J Oncology, Tianjin Med J 3:21, 1965 (Chinese).

[57] Kimm HT et al: Experiences in treatment of breast cancer during 1953 – 1962, J Oncology, Tianjin Med J 3:10, 1965 (Chinese).

[58] Li SL & Kimm HT: Improvement of radical operation of carcinoma of the maxilla, J Oncology, Tianjin Med J 3: 134 1965 (Chinese).

[59] Li SL & Kimm HT: A preliminary report on treatment of carcinoma of the head & neck regions by intra external carotid aterial infusion of anticancer drugs, J Oncology, Tianjin Med J 3: 93, 1965 (Chinese).

[60] Jin JR, Zhang XL & Kimm HT: Lymphocyst – a comlication of pelvic lymphnode dissection, Unpublished study (Chinese).

[61] Kimm HT et al: An appraisal of 5 – year results of and indications for the extended radical mastectomy, 1966, Unpublished study (English).

[62] Kimm HT et al: Intra – arteria 5 – fluorouracil infusion for squamous cell carcinoma in the head and neck regions, 1966, Unpublished study (English).

[63] Kimm HT: Clinical observation in chemotherapy of advanced mammary carcinoma, 1966, Unpublished study (English).

[64] Kimm HT: Chemotherapy of tract cancer, A review of literature, Tianjin Med Rev 12: 31, 1972 (Chinese).

[65] National Brest Cancer Cooperative Group: Long term survival of radical and extended radical and extended radical mastectomy in breast cancer, Cancer Prevention, Therapy & Research 1: 36, 1974 (Chinese).

[66] Radiotherapy Group, Tianjin Peoples Hospital: Preliminary observation on prevention and treatment of irradiation leukopenia and thrombocytopenia by ear region acupuncture, Collected Papers on Cancer Prevention and Therapy, Tianjin 1: 66, 1974 (Chinese).

[67] Ward 2, Tianjin Peoples Hospital: Sino – Western medical treatment of malignant lymphoma. An analysis of short – term results in 48 cases, Tianjin Med J 2: 643, (Chinese).

[68] Kimm HT: Surgical Treatment, In Practical Oncology, Peoples Health Publishing House, Beijing, Chapter 1, Section 9, p375, 1978 (Chinese).

[69] Kimm HT: Chemotherapy of carcinoma of the breast; A review of literature, J Oncology, Tianjin Med J, Trial Issue: 24, 1978 (Chinese).

[70] Kimm HT: Changing concepts in surgical treatment of cancer, Yan Bian medical College J 1: 1, 1980 (Chinese).

[71] Wang TX, Zhao ZH, Li LQ, Yan XQ, Fang ZY, Wang SC and Kimm HT: Therapeutic

results of combination chemotherapy in 76 cases of advanced breast cancer, Journal of Oncology, Tianjin Medical Journal Supplement 9（2）：87，1982（Chinese）.

［72］Wang SC, Zhao ZH, Wang TX, Yan YQ, Li LQ, and Kimm HT：Moderately high dose methotrexate therapy in 18 cases of chemotherapy and radiotherapy resistant malignant lymphoma, Journal of Oncology, Tianjin Medical Journal Supplement 9（4）：220，1982（Chinese）.

［73］Kimm HT（JinXian - Zhai）and Zhang LY：A rare occurence of Burkitt`s lymphoma. With commentary on the case by Hyun BH, Diagnostic Medicine 5：79 - 83，1982（English）.

［74］金显宅纪念文集. 天津市肿瘤医院、天津医科大学肿瘤临床学院，2004 年.

［75］天津市肿瘤医院志 1861 - 2003. 天津市肿瘤医院志编修委员会，2004 年.

（黄鼎智　王柳春　陈金良）

天津妇产科学科奠基人——柯应夔

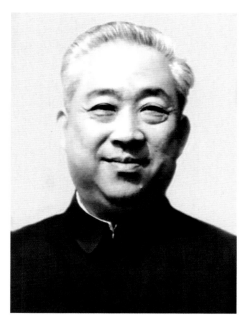

柯应夔(1904.12.8—1979.12)

柯应夔，男，汉族，1904年12月8日生于福建省福州市。1929年毕业于上海沪江大学，获理学学士学位；1933年毕业于协和医学院，获得美国纽约州立大学医学博士学位；后在协和医学院工作；1940年赴美国纽 MEMORIAL 肿瘤医院攻读博士后研究员，专攻肿瘤学和妇产科学，1941年考取美国妇产科专家学会会员；后回国在协和医学院任教。他曾任北京协和医学院妇产科住院医师、助教、讲师；天津医学院妇产科教授、天津天和医院院长、妇产科主任、天津中心妇产科医院主任、天津中心妇产科医院副院长等。他还担任天津市第一届至第五届政协委员、九三学社天津分社常务委员、中华医学会天津分会名誉主任委员，著有《生理产科学》《病理产科学》等专著。

1941年珍珠港事件后，侵华日军占领协和医院。1942年柯应夔与方先之、张纪正等一批爱国医学专家愤然离开北京，到天津开办了私立天和医院，院址为当时马场道原西湖饭店（今天津市妇女保健所），柯应夔任院长兼妇产科主任。

1949年中华人民共和国成立前夕，柯应夔侨居国外的亲友劝其出国发展，而他认定要在国内有所作为，断然退掉亲友买好的机票留了下来。他相信人民需要他，祖国需要他。

中华人民共和国成立后，在党的领导下，柯应夔受天津市人民政府和市卫生局的委派，于1953年倡导并参与筹建了全国首家妇产科专科医院，即天津市中心妇产科医院，并担任医院副院长。从1953年1月至1956年6月，柯应夔既是天和医院的院长，又是中心妇产科医院的主任医师；自1956年7月以后，他担任天津市中心妇产科医院副院长，分管科研与教学工作。

当时，天津市中心妇产科医院还聚集了杨柯、林崧、俞霭峰、顾学勤等一批全国著名的妇产科医学专家，成为建院元勋，号称"五巨头"。他们分工合作，为天津市、华北地区及全国女性患者的健康作出了巨大贡献，并为天津市乃至全国培养了众多的妇产科专业人才，奠定了坚实的学术基础，也使天津市中心妇产科医院的医疗和学术水平不断攀升，成为一所全国著名的妇产科专科医院。

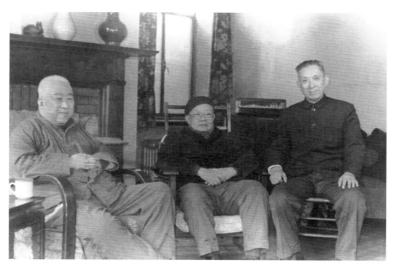

柯应夔与同行交流（左一柯应夔）

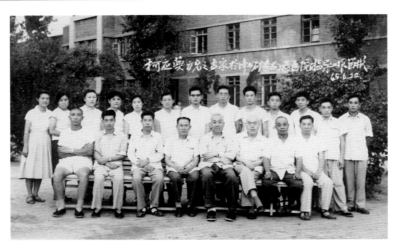

柯应夔教授、方先之教授在峰峰矿务局总医院指导工作

在医学界,柯应夔教授堪称一位著作等身的学者,曾以每2年出版1部优秀医学著作的速度博得了国内外同行和出版界的赞誉。柯应夔教授最被常人所熟知的便是他对女性骨盆的研究。作为中国骨盆研究的创始人,新中国成立初期,他设计课题,组织人力,成立科研小组,测量黄河流域育龄妇女经产妇的骨盆及新生儿头径线各1000例,开展系统研究,奠定了中国女性骨盆及新生儿头径线研究的基础。他创制了柯氏骨盆测量仪,确立了亚洲女性骨盆形态标准和各径线的生理常数——柯氏常数,获得1978年全国科学大会奖。

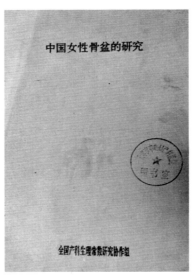

柯应夔主编《中国女性骨盆》《中国女性骨盆的研究》著作

在临床实践中，柯应夔教授对子宫颈癌、子宫脱垂等方面的研究也有独到见解，并使这一学科不断创新、不断提高。他的科研成果已成为我国妇产科学界的宝贵财富，受到国家科学大会和卫生部的奖励、表彰。他在妇产科肿瘤方面的杰出造诣，使他成为国内外公认的权威学者之一。

柯应夔教授结合临床经验和科研成果，于20世纪50年代开始先后出版了《病理产科学》《生理产科学》（两个版本）、《中国女性骨盆》《子宫颈癌广泛性切除术》等著作，博得了国内外医学界的高度赞誉。柯教授主编了我国第一部妇产科著作，从1955年出版至今仍在临床教学和医学院校教学中引用。

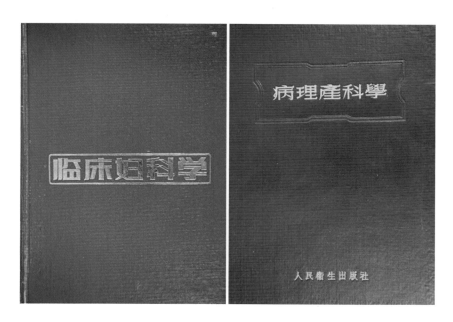

柯应夔主编《临床妇科学》《病理产科学》著作

柯应夔教授另外一个角色是医学教育家。20世纪50年代，他受卫生部委托，先后在天津市中心妇产科医院主办四期"妇产科高级医师进修班和产科生理常数研究班"，为全国各地培养了数百名妇产科高级医师和研究人才。

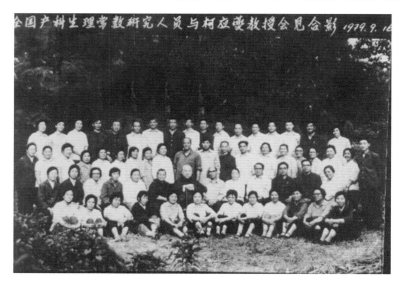

全国产科生理常数研究人员与柯应夔教授会见合影

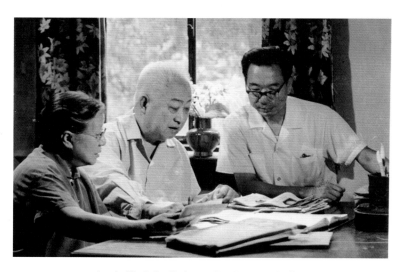

柯应夔晚年著书立说（左二柯应夔）

　　所有这一切的背后，却是一个在小洋楼里灯前伏案的身影。至今，他的女儿柯肖枚对父亲最深的记忆仍是他书房中永远最晚熄灭的灯。每天晚饭后，柯应夔就立即回到他的书房，开始写书、写论文。所以，他的儿女们很少有机会在入睡前看到书房的灯被关掉。柯肖枚还是从母亲那里得知，几十年来，父亲很少在夜里十二点前熄灯睡觉……

　　接受过中国传统文化，又出国留学过的柯应夔对东西方文化都很感兴趣。他的毛笔字写得非常好，买了很多笔墨纸砚，常常在家挥毫泼墨。柯应夔还有一大爱好就是听唱片。他的书房里除了堆积成山的书之外，最多的就是各种唱片。

在父亲的影响下，柯应夔教授的三个子女后来都当了医生。还是少年的时候，有一次在家里，柯应夔教授叫女儿柯肖枚去外面取麻绳，柯肖枚却不小心脱手将麻绳掉在了地上，柯应夔教授笑着对女儿说："你以后还要做医生呢，手这么不稳可是不行的，"年少的柯肖枚将这句话记在了心里，在此后的从医生涯中，她再也没有脱过手……

柯应夔教授热爱医学科学事业，治学严谨，工作认真。他从医46年，一心从事妇产科的医疗、科研、教学及著述工作，为我国妇产科事业作出了卓越贡献。他热爱党、热爱社会主义祖国，为人正直、作风正派，把毕生的精力倾注在我国的妇产科医学事业上。"文革"期间，他遭到严重迫害，但他仍以对党、对人民高度的责任感和事业心，继续科学研究、著书，并给中央和市有关部门写了医疗事业发展的建议书，为我国妇产科医学的发展耗尽了全部心血，作出了巨大贡献。

1972年，古稀之年的柯老突患脑溢血，加之患有糖尿病，生活不能自理，但他仍以坚忍不拔的毅力和顽强的意志在病床上总结和写作了《子宫脱垂》《临床妇科学》。柯老的这些医学巨著为后人留下了一份宝贵的妇产科医学遗产。

柯应夔教授于1979年逝世，享年75岁。他的一生是为妇产科事业献身的一生，是为保障妇女健康而努力奋斗的一生。他在学术上有创新、在医疗上有作为、在著作上有成就，是一位学识渊博、有真知卓见的学者、科学家和老前辈。

参考资料

[1] 天津市中心妇产科医院院史(文字及图片资料).
[2] 北方网(2004 – 12 – 8).
[3] 民国人物大辞典·上. 按学科分类—历史、地理. 河北人民出版社《民国人物大辞典上》.
[4] 天津市第一中心医院官网.
[5] 天津和平文明网.

（张　栋　曾　健　瞿全新）

天津最早的胸外科专家——张纪正

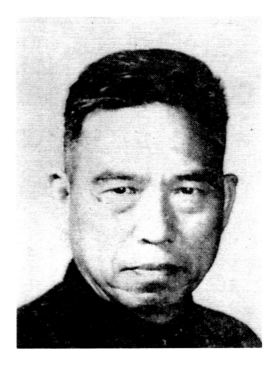

张纪正(1905 – 1984. 10)

张纪正，男，1905 年生，山东淮县人。张纪正教授曾先后历任天津市第五届政协委员、天津市第六届、第七届政协常委，天津市九三学社社员，中华医学会天津分会理事，天津市第一中心医院胸外科主任医师。1956 年任第一结核病防治院胸外科主任。

少年张纪正，在同龄人之间，聪颖亦为少有，但又有中国农民特有的纯朴憨厚，他不忍看乡亲们所受的疾病折磨，于是暗下决心要成为一名扶危解困济世救人的医生。

张纪正 1928 年毕业于济南齐鲁大学医预科，1931 年由北京协和医学院毕业，并获得医学博士学位，毕业后就业于协和医学院，在协和医学院外科任住院医师、住院总医师。他怀着一颗善良正直的心忘我工作，并参加长江水灾救济队和抗日救护队，他勤恳的工作作风严谨的思维方式细致的操作手法受到同志们的称赞。

1937 年赴美国密执安州大学医学院胸外科进修三年，获得外科硕士学位，考取美国专家学会会员。1940 年回国任协和医院外科助教，兼胸外科主任。1941 年张纪正率先成功地进行我国首例肺切除术，成为中国医学史上第一位切除左全肺获得成功的医生，他的成功标志着我国临床医疗的一个突破和飞跃，标志着胸外科在我国正式发展起来，标志着我们有了自己的胸外科专家，张纪正的名字传遍祖国医界，他被誉为"亚洲第一刀"。同年由于协和医院被日军占领，张纪正转而来津工作，历任私立天和医院院长、纺织工业局医院院长、公立结核病防治院董事会董事、第一结核病防治院外科主任、第一中心医院胸外科主任、主任医师等职。

张纪正教授从事医疗工作五十余年。基础理论扎实，医疗技术高超，临床经验丰富。曾在国内外发表过数篇有价值的论文，特别是在胸外科方面，造诣较深。他不仅是中国，也是亚洲首次成功地进行肺癌切除术者。患者术后十余年仍存活。其高超而精湛的医术使张纪正教授成为享誉国内外的著名胸外科专家。张纪正自 1947 年至 1957 年曾被聘为天津市公立结核病防治院、第一结核病防治院胸外科主任。每星期二、四、六上午利用私人开业时间，携带自己的手术器械来院为结核病患者做手术，同时做到术前讨论及术后病人的管理等。解放初期由于非结核性胸科疾病的患者逐渐增多，尤其抗美援朝后因胸部弹伤引起的脓胸，晚期肺疾病患的伤员较多，第一结核病防治院根据临床需要于 1953 年建立胸外科，张纪正与当时受聘来院工作的心外科专家张天惠共同领导胸外科工作。他采用膈神经压榨术治疗部分，结合并减少了开胸手术对病人的打击，成为一条损伤小方法简单行之有效的治疗途径。

在工作中他认真负责，不徇私情，严格管理，勇于探索，使外科手术从结核扩展到非结核，从肺扩展到食道、气管外科，并成为卫生部在天津市培养结核和非结核胸外科医师基地，自 1953 年开始接收卫生部分配的进修人员。除此以外还接收了东北、内蒙古、新疆等地要求进修的专业人员。据统计，自

1953年至1960年共培训了二百余人。受张纪正等医师培训和指导的众多胸外科专业技术人员中，有的已成为国内知名度较高的胸外科专家。1956年公私合营时，张纪正把自己在天和医院开业的一些手术器械无偿赠给了第一结核病防治院，使该院的外科从无到有，从小到大地发展起来。

天津市第一中心医院组建后，张纪正担任胸外科主任，长期拼搏在医疗卫生事业第一线，尽管在"反右""文革"中受到不公正的待遇和冲击，但他始终没有放弃为患者服务，同时把平生所学和临床实践经验传授给青年医生，亲自编写了《胸外科住院医师手册》，受到后者的欢迎，在他的带领下，使天津胸外科水平居于全国前列，并培养出安若崑、任群等一大批年富力强的业务中坚力量，均已成为胸外科著名专家。

张纪正教授热爱党，热爱社会主义中国。曾两次放弃国外的优厚待遇，毅然回祖国为人民服务。1951年11月至1952年4月参加抗美援朝医疗队，并担任第二大队长。由于工作出色，曾被授予中国人民志愿军卫生部"祖国医界之光"奖旗。1975年虽已到古稀之年仍参加宝坻县医疗队，为数百人做了胸部外科手术。在政治上他积极要求进步，自觉改造世界观，对共产党有明确认识，用他自己的话讲："伟大的中国共产党是时代的创造者，是中国历史的扭转者，是中华民族开始新生活的领导者，我已彻底为事实所折服，全心全意倾向共产党"。

1984年10月，张纪正因突发脑血管病，经治疗无效与世长辞，享年79岁。

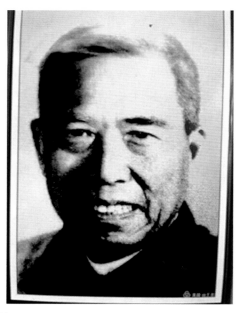
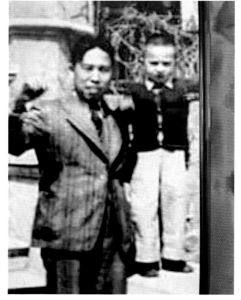

参考资料

［1］朱占来，张英俊．天津市胸科医院院志．1995.10［215－217］．
［2］胡振华，天津市第一中心医院院志．1996.6.

（张　平　胡振华）

天津皮肤科发展史

　　天津是我国最早的开放口岸城市之一，较早地接触了西医。清朝李鸿章在 1880 年建立养病院，后相继改称马大夫纪念医院、北洋医院，同时办医学馆，后改为北洋医学堂，设皮肤花柳病课程，医院诊治皮肤花柳病。

　　1902 年袁世凯创建北洋军医学堂，设立皮肤病学课程，清朝官派日本千叶医科大学留学的刘庆绥毕业回国在该校任教，著《皮肤病学讲义》和《花柳病学讲义》。

　　1930 年天津第一医院建院，建院初皮肤花柳科附于外科，由院长李允格兼任科主任。1933 年单独设皮肤花柳科，北京医专毕业的王亦乔主任医师任科主任。

　　1942 年，北京协和医学院被日本占领，医院被迫关闭。率先来津的内科医生卞万年和骨科医生方先之回北京，把极有实力的眼科医生林景奎、皮肤科医生卞学鉴等 10 人招回天津，每人拿出五千元集资买下天津一个小医院"恩光医院"，用其原址创办天津天和医院。卞万年为首任院长，卞学鉴为皮肤科主任。1937 年卞学鉴于北京协和医学院博士毕业，任该院皮肤花柳科研究员及助教。到天津后兼任河北医学院名誉教授，后任天津一中心医院皮肤科主任。

　　杨祖培 1929 年毕业于南满医学堂，1946 - 1949 年任天津性病防治所所长，1949 年后任市卫生局性病防治所代所长，从事天津妓女性检查及天津性病防治。

天津市皮肤性病科创始人——梁华堂

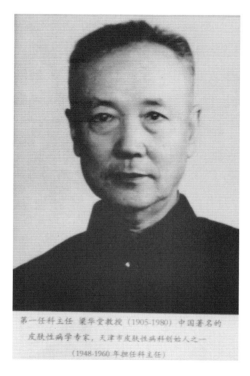

第一任科主任 梁华堂教授（1905-1980）中国著名的 皮肤性病学专家，天津市皮肤性病科创始人之一 （1948-1960 年担任科主任）

梁华堂（1905.5.21－1980.1.6）

梁华堂（1905.5.21－1980.1.6）1948 年由东北沈阳来津，在当时的天津中央医院（后改名为天津总医院、天津医学院附属医院、天津医科大学总医院）建立皮肤花柳病科，简称"皮花科"门诊，出任皮花科主任（当时编制在内科）。

天津市医学会皮肤性病学会（原名为中华医学会天津分会皮肤科学会），成立于 1950 年，是天津市成立最早的学术组织之一，首届皮肤科学会由梁华堂任主任委员，朱德生任秘书。委员由天津市第一中心医院卞学鉴教授、天津市公安医院章荣秋主任、天津市第二中心医院朱广居主任组成。梁华堂相继担任中华医学会皮肤性病分会常务委员，在天津市开展定期的全市会诊活动，是天津市皮肤性病学科的创始人之一。

梁华堂在建科伊始,在内科病房中收治皮肤病病人,当时的床位共有 12 张。1949 年朱德生、1950 年边天羽、1951 年李英华、1952 年王德馨、1953 年俞锡纯、1954 年靳培英、1957 年陈鸣皋、沈楚昌、1958 年沈剑鸣相继来科,充实了皮花科医疗力量。1958 年皮花科与内科正式分开,成立独立"皮肤科"(当时已无花柳病),梁华堂任第一任皮肤科主任,建立了独立的皮肤科门诊、病房和实验室,病房的床位数由原来的 12 张增加到 20 张;人员由 1 名教授、2 名讲师和 7 名住院医师组成。1961 年傅志宜、1963 年王树椿、1964 年刘墨义由天津医学院毕业后先后来科,更加强了皮肤科人才力量,形成了老中青完备的人才梯队。从那时起,总医院的技术力量就是全市最强的,由梁华堂教授负责全市皮肤科学术活动,奠定了总医院在天津市皮肤科界的学术龙头地位。

天津市皮肤性病科创始人——朱德生

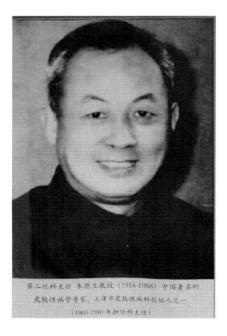

朱德生(1919. 1. 10—1988. 10. 15)

朱德生(1919. 1. 10—1988. 10. 15)毕业于原中央大学医学院(南京医科大学),1949 年来天津总医院,1960 年接替梁华堂担任第二任皮肤科主任。

当时，朱德生教授担任中华医学会皮肤科学会副主任委员和天津皮肤科学会主任委员，在全国皮肤科学界已经是享有盛名。在梁华堂教授奠定的皮肤科室基础上，朱德生教授率先成立了皮肤科真菌室和皮肤科病理室。

真菌室筹建由李英华医师负责（中国医学科学院皮肤病研究所进修后）。李英华的临床工作经验和学识造诣颇深，王树桐是李英华培养的技术员，其工作认真、踏实而出色。总医院皮肤科是天津市最早能够进行真菌化验的科室。最早从事真菌工作的石毓秀老师曾去南京皮研所进修，并得到吴绍熙老教授的赏识和传授，回津工作后遇到问题经常与吴绍熙教授联系、请教，经过多年的钻研和努力成为了天津市皮肤真菌领域的专家。

皮肤病理室由陈鸣皋医师（1959年在中国医学科学院皮肤病研究所进修病理后）负责筹建，技术员仍由王树桐兼任，成立后的皮肤科病理室由沈剑鸣医师（1964年去华山医院学习病理）担任日常病理工作。自从有了病理室，每年的临床资料和病理切片都能够得以完善保存，虽然当时每周的病理切片不足10张，但是为总医院病理资料的保存开创了先河并奠定了基础。

朱德生教授是全市最早的皮肤科专业硕士研究生导师，朱教授始终非常重视对科室人员业务能力的培养，经常利用业余时间辅导下级医生开展病理读片活动，并在临床工作中时时为下级医生的诊断把关，传授临床经验。朱教授还开创了英语教学，对科室人员英语的学习和提高起到了重要的作用。在朱教授的带领下，全科的业务水平迅速提高，达到全国一流水平；同时总医院也成为人才培养的摇篮，成长起来的年轻医生们去往其他医院以及全国各地，成为所到单位皮肤科的业务骨干：边天羽后来创建了天津长征医院并任院长及中西医结合皮肤病研究所所长、李英华后任宁夏医学院皮肤科主任和教授、俞锡纯后任天津长征医院主任医师、靳培英后任中国科学院皮研所教授、沈剑鸣后任天津医科大学第二附属医院皮科主任和教授……。

朱德生教授的才学决定了他成为负责主持全市疑难病例会诊和学术活动的不二人选。不仅于此，全国各地的疑难病例几乎都要拿到天津来由朱教授最后确诊，全国各地的皮肤科骨干人才在晋升主任之前都要来天津总医院进修，预约进修医师需要提前2～3年，每年进修医师多达10余人，可谓桃李满天下，当时总医院在全国的学术地位由此可见。

朱德生教授不仅担任了第三版《皮肤病学》全国统编教材的副主编，更在1959年建国10周年大庆时出版了我国第一本最全面、最详尽的皮肤病学专著——《皮肤病学》，这本著作以其全面、深入、详尽、实用的特点得到全国同道的认可，成为当时皮肤科医师的必读教材，在全国皮肤界影响深远，直到现在全国著名皮肤科的老专家们回忆当时这本书都仍然很崇拜，十分感慨地说我们都是这本书的受益者。1980 年朱德生教授总结了 20 年来国内外皮肤病学的进展和个人丰富的临床经验，出版了第 2 版《皮肤病学》专著，是当时皮肤科医师的重要参考书目。1988 年朱德生教授用毕生的精力和心血完成了第 3 版《皮肤病学》的初稿，遗憾的是朱德生教授在他 70 岁这一年因积劳成疾在工作中毫无征兆地离开了我们，他的第 3 版《皮肤病学》未能如愿出版。朱德生教授去世 20 年后，由其学生方洪元续写他的《皮肤病学》并更名为《朱德生皮肤病学》第 3 版、第 4 版、第 5 版均由人民卫生出版社出版。

我国中西医结合诊疗皮肤病开拓者、
践行者和奠基人——边天羽

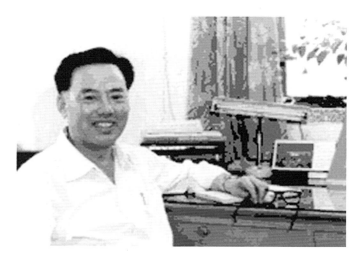

边天羽（1923. 10. 1 - 2000. 7. 3）

　　边天羽（1923. 10. 1 - 2000. 7. 3），我国著名皮肤性病学专家，我国中西医结合诊疗皮肤病开拓者、践行者和奠基人之一。1950 年毕业于南昌医学院

（原中正医学院后为三军医大学）来天津总医院皮肤科工作，1959 年脱产"西学中"三年后，和天津总医院吴咸中都调到天津市南开医院。边天羽任皮肤科主任，带头开展皮肤学科的中西医结合医疗科研工作。1984 年边天羽主任在原天津第六医院，创建了以中西医结合治疗皮肤病特色的天津市长征医院并任首届院长。1986 年成立中西医结合皮肤病研究所兼任所长。1999 年被评为当时全国唯一的一家皮肤病三级甲等专科医院。2002 年被国家中药管理局认定为基地建设单位，适宜技术推广省级基地，同年中西医结合学会皮肤性病专委会主办的《中西医结合皮肤性病学杂志》落户在天津市长征医院。2007 年被国家中药管理局评为重点发展专科、学科。2009 年天津市人民政府医疗资源重组后更名为天津市中医药研究院附属医院。

边天羽为全国第二批老中医药专家学术经验继承工作指导老师。曾任天津市政协第五、六、七、八、九届常委，三次当选天津市劳动模范。先后担任中国中西医结合学会理事，中国中西医结合皮肤性病委员会副理事长，天津中西医结合学会皮肤性病专业委员会主任委员。以天津市长征医院皮肤科为依托，曾经举办过 8 届全国中西医结合皮肤科诊疗技术培训班。

边天羽教授亲自培养了百余名中西医结合的初、中、高级人才，在边院长及其传承团队经过近五十年潜心研究、临床实践，形成了独特的中西医结合治疗皮肤病的学术思想体系，因此使中西医结合皮肤病的研究取得了丰硕成果。天津市中医药研究院附属医院中西医结合皮肤病领域诞生了多部具有代表性的专著其中边天羽主编的《中西医结合皮肤病学》《中西医结合治疗皮肤病学》《中西医结合皮肤病学病理图谱》，已成为中西医结合皮肤科医师的必备教材。

参考资料

[1] 马振友,张建中,郑怀林.中国皮肤科学史[M].北京:北京科学技术出版社,2015.
[2] 沈剑鸣教授口述.1996.6.

（方洪元　沈剑鸣　邢卫斌　张秉新）

天津骨圣——方先之

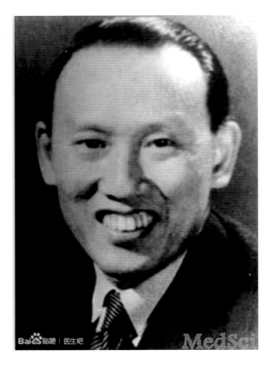

方先之（1906.2.24—1968.6.29）

方先之（1906.2.24—1968.6.29）男，浙江省诸暨县人，中国骨科先驱、中国骨圣、中国骨科医院奠基人，曾任天津骨科医院院长，全国人大代表、全国政协委员、九三学社中央委员、九三学社天津分社副主委。

方先之教授勤于治学，孜孜不倦，不仅对内科、外科、病理科等有很深的造诣，尤其是发展祖国的骨科事业作出了卓越的贡献。方先之教授是国内外知名、著名骨科专家，我国骨科事业的创始人之一。他的另一个贡献就是骨肿瘤诊断分类。在骨肿瘤诊断治疗上，他强调临床、X线、病理三结合，打破了国外沿用的按组织来源分类的陈旧观念和方法,勇于探索总结出"骨肿瘤分类法"。其特点是简明、易记、易懂,适合骨科、放射科和病理科使用,被称为"方氏分类法",至今仍为骨科临床医师所称颂。这个思路、观念至今都是先进的。

1957 年方先之教授创办的《骨科进修班通讯》,经过了天津医药杂志骨科副刊的发展过程,成为现在的《中华骨科杂志》,骨科高级医师进修班的卓著成绩,受到高教部和卫生部的表彰。方先之教授德高医粹,精心育人,诲人不倦,言传身教,以身作则,桃李天下,令他的弟子终身受益,恩师难忘。如今骨科高级医师进修班已经办到了 48 期,培养了三千余名骨科专业人才,遍及全国各地。天津医院被誉为中国骨科医生的摇篮,推动了我国骨科医学事业的蓬勃发展。

人物简历

1906 年 2 月 24 日,出生于浙江省诸暨县。1925 年毕业于杭州秀州中学。

1925—1928 年,在上海沪江大学生物系学习。

1928—1933 年,在北京协和医学院学习,毕业后获美国纽约州立大学医学博士学位。

1933—1940 年,在北京协和医院先后任住院医师、总住院医师、主治医师、讲师、教授。

1938 年,赴美国波士顿大学学习。

1942 年 7 月,创办天津天和医院。

1944 年 8 月,创办天津骨科医院。

1952—1968 年,任天津人民医院骨科主任及天津医学院教授。

1968 年 6 月 29 日,因患肝癌病逝于天津。

人生经历

中国骨科先驱,天津骨科医院创始人,被人誉为骨圣的方先之教授 1906 年 2 月 24 日生于浙江省诸暨县,自幼勤奋好学。中学时代在杭州秀州中学(现嘉兴秀洲中学)攻读。1925 年入上海沪江大学生物系学习 3 年,完成医学预科课程。1928 年入北京协和医学院就读。当时协和医学院为中国最高医学学府,素以高质量闻名,每届学生不多,仅二三十人,学制连同医预科长达 8

年。学生入学都经严格挑选，必须具备坚实的生物学及数理化和英文基础。方先之在 3 年医预科的基础上又经 5 年的严格训练，终以优异成绩完成全部医学基础及临床课程。毕业后留校先后担任住院医师、总住院医师、主治医师及讲师，1938 年去美国波士顿大学深造，回国后在协和医学院担任教授。

1940 年，太平洋战争爆发，协和医学院被迫关闭。1942 年北京协和医院被日寇侵占，具有强烈民族自尊心的方先之，不愿为日寇工作，毅然离开北京协和医院移居天津。方先之与一些协和老同学来到天津，先创办天和医院（意即天津协和医院），负责普通外科与骨科。以后由于骨科病人就诊需要，又在当地士绅赞助下成立天津骨科医院。这两所医院虽属私立，规模较小（骨科医院最初仅有 10 张病床），设备也不齐全，但基本遵循协和医院制度，对病历书写、化验检查、手术操作及手术前后处理力求正规。方先之不仅亲自担负繁重的医疗任务，还参加一些管理，甚至化验工作。由于他医术高超，短短几年内就在天津颇负盛名，就诊者日见增多，病床数目也有所扩充。这两所医院的建立充实了天津的医疗力量，解决了不少疑难重症。

天津市政府为发挥医学专家的作用，先后在原有医院的基础上经过充实调整，成立了一些专科医院，如将马大夫医院改为人民医院，以骨科与瘤科为重点。方先之受聘为该院骨科主任。医院成立不久，骨科很快发展为 4 个病区，拥有一百多张床位。这样较大规模的专科医院在当时是少有的。方先之还受聘担任刚刚成立的天津医学院教授。经过短短几年的筹建，天津人民医院骨科发展为多分支学科医院，跻身于全国一流行列中，并赢得极高的赞誉。

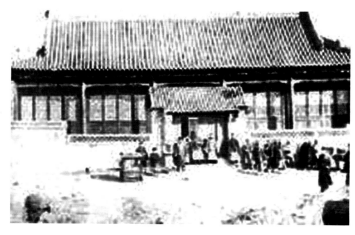

马大夫医院改为人民医院

抗美援朝战争爆发后，方先之教授满怀爱国主义和国际主义的热忱，首批参加了抗美援朝医疗队，奔赴前线救护伤员，在零下三四十度的严寒天气下，每天从早到晚坚持手术，千方百计减轻伤员的痛苦，圆满完成任务。

方先之辛勤办学，成绩显著，医疗上又取得卓越成果，曾受到高教部和卫生部的表彰。1962 年国家科委在天津对方先之领导的中西医结合治疗骨折重大科研成果，通过了鉴定，给予高度评价。

"文革"期间，方先之教授遭受迫害，被诬陷为"反动学术权威""资产阶级学术权威""漏划右派分子"批斗、抄家，原本就患病的方先之教授在政治上受到无情打击，身心受到严重摧残下，病情日益加重，方先之于 1968 年 6 月 29 日含冤离开人世，终年 62 岁。

1978 年 10 月方先之教授冤案得到公开平反，被诬陷的一切不实之词全部被推倒，名誉得以恢复。

医疗技术

高尚的医疗作风与精湛的医疗技术。

方先之在医疗上一向勤恳负责，热爱专业，数十年如一日。平时对骨肿瘤病人总是和蔼可亲，不管病人地位高低，他均一视同仁。

他学识渊博，在分科还不精细的情况下，骨科还未从大外科完全独立，不仅对自己所从事的骨科专业有很深的造诣，对一些相关学科，如普通外科、神经外科、泌尿外科和胸外科等也都有较丰富的临床经验，他能熟练地进行肠、胃、肾、前列腺甚至开胸手术，可以说一专多能。方教授还对一些医学基础学科，如解剖、生理、生物化学、病理等均有很扎实的根底。他对疾病的诊断不单纯凭借经验或化验报告，而是在掌握充分可靠材料的基础上，从中分析、鉴别和归纳。如对骨肿瘤，他强调临床症状、X 线表现和病理特点三者相结合。他常亲自观看病理切片，了解肿瘤细胞的来源，其形态特点和生物行为，经过反复研究，然后作出正确的判断。

方先之对每例手术病人术前均作详细检查，反复考虑其是否适合手术，然后制订手术计划，选择最佳方案，并根据术中可能出现的情况，采取相应措施，作好充分思想准备。方先之特别强调，一个好的外科医生不能只单纯是个手术匠，而是能拿手术刀的内科医师，也就是说，外科医生需要掌握两手，既能开刀，又能处理一般内科情况。方先之不仅注意操作本身，对于前后处理亦高度重视。对每一例病人都是术前作好充分准备，包括与病人及其家属谈话，使其了解手术目的及其预后情况，从而加强病人信心。对所有参加手术的医护人员事先详细讲解，取得良好的配合。

方先之每次做手术总是提前进入手术室，常亲自指挥麻醉、安插气管导管，摆好病人体位，预先标出手术切口位置。术中从容不迫，解剖层次分明。方先之在操作中止血细致，手术野清楚。他的名言是"不止血，不前进"，力求手术对病人损害减少到最小程度。方先之对任何手术细节从不放过，自始至终参加手术，直到病人伤口缝合完毕，盖好敷料后方离开手术室。术后还经常巡视病人，提醒主管及下级医师，注意术后可能发生的情况，又特别强调术后功能锻炼，力争早日康复。经他施行的手术效果优良，病人很快重返工作岗位。

方先之对技术精益求精，从不满足已取得的成果。他紧跟国外科技发展先进步伐，不断吸收消化并不断创新。对以往采用的方法，他通过大量病例进行长期观察，一旦发现不足或从文献中发现更好的方法，便毫不迟疑地改进旧法或引进新法。他一向工作实事求是，从不掩饰存在的缺点，甚至否定他原先坚持认为正确的东西。对别人提出的新方法，他虽然暂时还不理解，但从不排斥，却亲自观察一段时间，一旦证明确实有效，便积极支持，并在理论及技术上使之更加完善。中西医结合治疗骨折的应用和推广，就是一个很好的例子。

方先之经常领导科内医师进行出院病例及死亡病例讨论，不断总结经验。对工作中出现的漏诊、误诊、以及由于治疗不当引起的严重差错或事故，他从不轻易放过。他这种对事不对人的认真作风，不仅教育与事者，更重要的是提醒大家注意，引以为戒。

热心教育，注意培养人才

方先之一贯重视培养人才。他特别强调基本功夫训练，如书写病历，正规体格检查和外科基本操作。他还经常使用英文术语，以提高医师外语水平。每星期天上午他总与一些专家共同参加例行的大查房，晚上则与一些专家共同主持临床病理讨论会。这时小小的天和医院护校大厅总是挤满了渴求知识的中青年医务人员。

中华人民共和国成立的初期，大外科不分专业，专门从事骨科的人很少，方先之深感要发展中国骨科专业，必须大力培养人才。

1953 年，在方先之的积极建议下和倡导下成立了天津医学院全国骨科医师进修班，教学基地设在天津人民医院。开办之初，无论人力物力都严重不足，又缺乏举办高级进修班的经验。方先之充分调动天津市骨科界的力量，如期开学。头几届学员入学条件要求严格，至少具备 5 年以上临床经验，不少是主治医师以上，甚至是主任或副教授级医师。方先之从制订教学方案、课程设计、直到具体安排均亲自过问。他不仅亲自讲课，编写讲义。也经常听别人讲课，提出建设性意见。对别人编写的讲义，亲自审阅修改，并要求每年增添新的内容。方先之坚持理论联系实际的教学方法，边实践边学习。除了每周教学查房、门诊会诊外，课程一律安排在下午 4 时以后，绝不影响门诊和病房工作。每周除两次系统讲课外，还安排一次临床病理讨论会，由各级学员及医院各级医师轮流发言，待充分展开自由讨论后，病理科医师公布活检或尸检结果，最后由方先之总结发言。实践证明，这是一种非常活泼生动的教学方法，有助于提高鉴别诊断疾病的能力。

方先之每周进行示教手术，对一些常见骨科手术，从麻醉、体位、切口、暴露层次直到切除或固定方法等边操作边讲解。事后整理好详细手术纪录，编印成册，使之成为很好的实用教材。

进修班学员经过一年紧张系统的学习和严肃、严密、严格的刻苦训练，均在原有基础上大大提高一步，多能掌握一般骨科专业基础知识和技术，也学会一套病理分析及科研方法。现在中国有不少知名专家就是从天津骨科医师进修班毕业的。

主要学术贡献

1951 年，方先之教授首创治疗骨关节结核的新方法—骨关节结核病灶清除疗法。这是一个里程碑的创造，在我国是首创，世界上也是首创。1956 年方先之撰写的《骨关节病灶清除疗法》一书出版，为我国医学史的发展作出了卓越贡献。同年他出席了全国社会主义建设先进工作者代表大会，受到毛泽东主席、周恩来总理的亲切接见。

方先之教授医术高明，技术精湛。全国许多手术新技术都是他最初开展的，"切开复位及内固定处理关节骨折"的治疗方法是他在骨科医学事业上的成就之一，在 50 年代和 60 年代在全国处于领先地位。而他更为辉煌的成就是从"切开整复内固定"到"手法整复夹板固定"的升华。1962 年国家科委在天津召开会议，鉴定中西医结合治疗骨折成果，专家们对中西医治疗骨折给予高度评价，中西医结合治疗骨折经验在全国迅速推广。

方先之在骨关节结核治疗、中西医结合治疗骨折、骨肿瘤、单纯脊柱结核瘤分类等方面均有建树。骨关节结核病灶清除疗法早在 1947 年，方先之就在应用问世不久的抗结核药物治疗的基础上首创结核病灶清除法，对全身主要大关节，如肩、肘、髋、膝和脊柱各部位等制订了一整套从手术人路、病灶清除、植骨融合，直到术后石膏制动等操作规程。其要点是在改善加强病人一般情况及系统联合应用抗结核药物的基础上，对结核病灶尽可能施以彻底的清除。所谓病灶清除是指清除死骨、脓肿、干酪样物质，切除肥厚的滑膜和纤维化瘘管，以及凿除硬化骨腔壁；并根据病人的年龄、职业等情况，分别采取不同的措施，如单纯切除、植骨和关节融合等；对脊柱结核合并脊髓压迫者同时进行减压和融合。术后继续长期抗结核用药，加强营养及制动。这种手术的好处是使疗程大大缩短，既治愈疾病本身，又保持患部全部或部分功能。随着手术方法的不断改进和技术不断提高，四肢大关节和单纯脊柱结核的治愈率达 95% 以上；脊柱结核合并截瘫者，也有 90% 得到恢复。

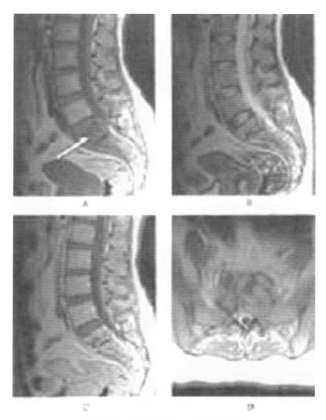

发生第五腰椎的 L_5 脊柱结核

以前臂桡尺骨骨折为例。过去西医认为这两个骨的双骨折很难达到良好复位，采用一般中医传统复位方法也难以避免移位。方先之观察联系桡尺骨的骨间膜的作用，发现前臂在中立(既不旋前也不旋后)位置时骨间隙最宽，两骨骨干中段距离最远，骨间膜上下一致紧张，挠尺骨的骨间嵴彼此对峙。从这个现象他得到启示：骨折后若骨间膜完整并保持紧张，桡尺骨骨干最为稳定。对前臂桡尺骨双骨折进行治疗时，先在前臂中立位对抗牵引下进行分骨等手法整复，然后将两个分骨加压垫分别置于前臂背侧两骨之间，外加前臂掌侧、背侧及桡侧、尺侧四块小夹板就可使骨间膜保持紧张，控制旋转移位。方先之等还根据太极拳中的小云手、大云手动作设计一套前臂骨折后的练功方法，使前臂骨折病人既能避免前臂旋转，保持骨折断端稳定，又能保持肩、肘关节活动。经过这种整复和练功，使本来复杂的骨折处理变得简单，成功率达90%。1996年，在欧洲著名骨科杂志《Clinical Orthopedics》，作为百年经典文献，重新刊登了方先之教授1963年在《中华医学杂志》用英文发表的"中西医结合治疗前臂骨折"论文。

对肱骨骨折、股骨干骨折、胫腓骨骨折以及邻近关节等部位的骨折，他都在遵循"动静结合""筋骨并重"等原则下建立了各自的治疗方法，形成一套完整的中西医结合治疗骨折体系。骨肿瘤种类繁多，历来有各种分类方法，但往往比较繁琐，一般临床医师难以掌握。方先之将其分为原发性及继发性两大类。原发性分为骨基本组织(包括骨、软骨、骨膜等)肿瘤、恶性肿瘤和骨附属组织(包括血管、脊索、骨髓等)肿瘤。每种又各分为良、恶性肿瘤。继发性或转移性骨肿瘤均为恶性，包括癌与各种肉瘤等。这种分类法被称为方氏分类法，在中国50年代到60年代一度被广泛应用。随着肿瘤组织化学、免疫及超微结构研究的进展，这种分类显得不够完善，未能反映肿瘤组织的来源及其生物行为，但在当时条件下，此法比较简明扼要，容易掌握，对指导治疗、估计预后均起到一定作用。

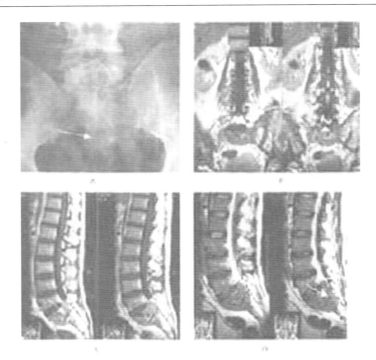

方式分类法：骨附属组织（包括血管、脊索、骨髓等）肿瘤

方先之在骨科的各个分支常提出一些新的看法或在技术上作某些改进。他是中国首次介绍腰椎间盘突出手术的学者，早在 1949 年，他就在 *Chinese Journal of Medicine*（《中华医学杂志》英文版）发表了有关论文，他认为腰椎间盘突出的主要病理为纤维环破裂突出，导致腰神经根受压，因此，本病应称为腰椎间盘纤维环破裂症。

对类风湿性关节炎，方先之曾将其分为周围型、中枢型、混合型、儿童型和骨炎型。他将跟骨结节增粗、肥厚、跟腱及跖腱膜附着点骨质显著增生的病例视为类风湿性关节炎的一个类型。目前虽然将强直性脊柱炎分出，作为一种独立疾病，不再归于类风湿性关节炎的中枢型，但从历史发展的角度，当时这种分类还是有一定意义的。

勤于著述

方先之教授曾发表过学术论文 84 篇：关于骨科的 24 篇，骨关节结核的 11 篇，骨肿瘤的 7 篇，其他 33 篇，另有 9 篇是英文专著。

方先之早在 1936—1941 年即在 *Chinese Journal of Medicine*（《中华医学杂志英文版》）发表有关胃肠、破伤风杆菌等普通外科及骨折治疗文章。方先之的专著有《骨关节结核病灶清除疗法》和《中西医结合治疗骨折》（与尚天裕合作），分别于1956年和1966年由人民卫生出版社出版。他还曾参加由黄家驷主编的《外科学》有关运动医学章节的编写。

1963年9月，方先之以中国医学代表团团员名义出席在意大利罗马召开的第20届国际外科年会，方先之在会上用英语宣读了《骨关节结核病灶清除疗法》和《中西医结合治疗前臂骨折》两篇学术论文，介绍了中国骨科的最新成就。1964年，方先之又随中国医学代表团参加在埃及开罗召开的第一届亚非医学会议，同样取得很大的成功，为中国的骨科事业树起一座丰碑。

方先之为促进骨科学术交流，推广先进经验，于1957年创办《骨科进修班通讯》。1961年该杂志改名为《天津医药杂志骨科附刊》，是当时全国唯一骨科学术刊物。1981年中华医学会骨科学会成立后，委托天津承办《中华骨科杂志》，为双月刊，每期发行2万多份。

方先之尊重科学，严谨治学，在学术领域有很深的造诣，他研究制订了系统的学科建设管理体系，为发展中国的骨科事业作出了卓越贡献。方先之把骨科当时就分成了创伤、骨疾病、小儿骨科、手外科、骨肿瘤，作了很多分支。他把现代骨科系统建立起来，这个理念非常先进，这不仅在中国而且在世界都是先进的。

作为一个成就事业的人，方先之是一座山，令人仰之弥高；作为一名医生，方大夫是一棵劲松，经得住岁月洗礼；作为一位医学专家，方教授是一本书，每一页都写满了根基深厚的学识。四十多年过去了，历史已迈进了二十一世纪。缅怀一代宗师、弘扬先驱精神，我们要向方先之教授学习，学习他远见卓识、开拓进取的精神；学习他科学求实、治学严谨的精神，学习他医德高尚、为人师表、精心育人的高尚品德。我们要继承先驱遗愿，为天津骨科事业再度腾飞拼搏进取。

方先之故居坐落于今和平区睦南道109号。始建于1942年，是一座砖木结构西式二层楼房。红顶格外醒目，白水泥饰面，装点不规则条纹，外观简洁明快。院落整洁，绿树成荫。该故居现为天津市财政局某处办公使用，被列为天津市尚未公布为文物保护单位的不可移动文物。

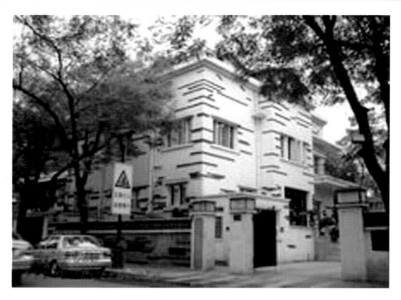

方先之故居坐落于今和平区睦南道 109 号

参考资料

[1] 张英泽主编：中国骨科 70 年[M]. 北京：人民卫生出版社,2019.

[2] 周映清,尚天裕,蓝文正：骨科专家方先之事略,天津市政协资料选编(32)[M]. 天津:天津人民出版社, 1985.

[3] 韦以宗.中国骨科技术史[M]. 上海:上海科学技术出版社, 1986.

[4] 方先之,陶甫,郭巨灵. 骨关节结核病灶清除疗法[J]. 中华外科杂志, 1957,(5).

[5] 方先之,郭巨灵,周映清. 腰椎间盘纤维环破裂症(附临床病案报告 47 例)[J]. 外科学报, 1952,(1).

[6] 方先之,等. 克氏骨折[J]. 天津医学院骨科进修班通讯, 1957,(8).

[7] 方先之,等.659 例骨折和脱位的分析[J]. 天津医学院骨科进修班通讯, 1958,(2).

[8] 方先之,等. 十年来河北省骨科的成就[J]. 天津医药杂志, 1959.1(4).

[9] 方先之. 骨关节结核病的临床研究——庆祝建国十周年论文[J]. 中华外科杂志, 1959,(7).

[10] 方先之,尚天裕,吴之庆,等. 重症前臂缺血性挛缩的预防和治疗[J]. 中华外科杂志, 1960,(8).

[11] 方先之. 对"局部外固定"外理骨折的看法和运用[J]. 天津医药, 1961,(3).

[12] 方先之. 怎样处理新鲜骨折[J]. 天津医药骨科附刊, 1962,(6).

［13］方先之. 试论处理骨折的原则和理论基础［J］. 天津医药杂志, 1962,（4）.

［14］方先之. 中西医结合骨科学术座谈会学术讨论总结简要［J］. 天津医药学院骨科进修班通讯, 1962,（6）.

［15］方先之.究竟应该怎样处理新鲜髌骨骨折［J］.天津医药骨科附刊,1963,（1）.

［16］方先之, 顾云五, 尚天裕.中西医结合治疗前臂双骨折的研究［J］. 中华外科杂志, 1964,（增刊）.

［17］方先之, 等. 骨关节结核病灶清除疗法［M］. 北京:人民卫生出版社,1956.

［18］方先之, 等. 中西医结合治疗骨折［M］. 北京:人民卫生出版社,1966.

（王　凯　叶伟胜）

天津儿科奠基人——范权

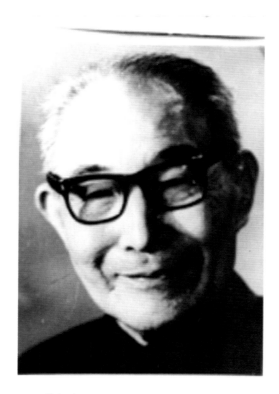

范权（1907.07.01—1989.07.05）

范权（1907.07.01—1989.07.05），汉族，江苏吴县人，历任天津市儿童医院院长，我国儿科医学事业的奠基人之一。1923年考入北京协和医学堂，1931年毕业于北平协和医学院，时年24岁就获得医学博士学位。曾任协和医学院副教授，1937—1938年任美国哈佛大学医学院研究员。建国后，历任天津市儿童医院院长，农工党中央常委、天津市委主任委员，天津市第二至五届政协副主席，天津市第九至十一届人大常委会副主任。是第五届至七届全国人大代表，第三、四届全国政协委员。范权曾任中华医学会儿科学会委员、国家科学技术委员会医学专业组成员，卫生部医学科学委员会委员，《中华儿科杂志》编委等。

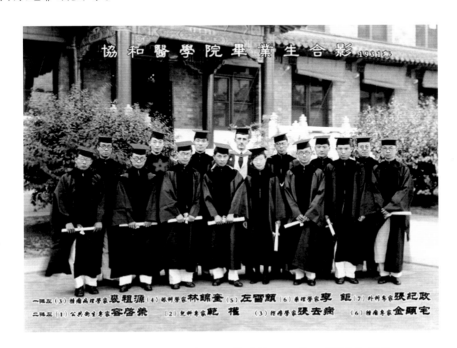

范权于 1931 年北平协和医学院毕业，获医学博士学位

范权毕生致力于儿科事业，在儿科医疗、科研、教学工作中，特别是在水盐代谢及液体疗法研究中作出积极贡献，创范氏输液法。在儿科人才培养、医院营养方面也积累了丰富经验。他是中国儿科事业的奠基人之一。

1937 年范权首先在《中华医学杂志》上发表了《遗传性外胚叶结构不良、软骨发育障碍、多指畸形及先天性心脏病之病例报告》一文，40 年代此症才在国外被命名为 Ellis – Van Creveld 二氏综合征，后《实用儿科学》初版描述此症。

此后他还报告了《糖元累积病患儿的肌营养不良》，这也是医学界最先发表的对此课题的探讨。

他十分注意吸取别人的长处，但并不迷信和盲从，而是在自己的实践中重新认识，提出新的见解。曾有人认为人体肌酐的排泄与体重的关系是不变的，因而用肌酐的排泄作为计算人体新陈代谢量的标准。对此，他有疑问和新的理解，他便在儿科临床进行周密的观察和实验，终于以充分的数据和科学的论点，重新证实了人体肌酐代谢量与体重的关系不是固定不变的，而是相对的，不能作为绝对标准，为此他发表了《儿童肌酐及肌酸代谢》一文，阐述了他的观点，此文受到了学术界的高度重视，并载入1942年《美国儿科年鉴》。

范权于1931年7月至1941年12月在北平协和医院任医师、教员、副教授。在协和医院工作期间，于1937年8月至1938年10月赴美国哈佛大学医学院留学深造，并出席了美国儿科学会会议。1941年太平洋战争爆发以后，北京协和医学院被关闭。他不得不到天津开业行医，同时在天津市立传染病院、马大夫纪念医院任顾问医师，免费查房和收学生。

1951年8月12日，天津市政府在原美国教会所办的妇婴医院的旧址成立了天津市儿童医院，范权任院长，直至1980年10月。当时医疗条件、设备都很差，医院仅有60张床位。他带领全院人员开展医疗、教学、科研工作，而且创办了儿童保健所，他认为儿童保健工作是加强儿童体质，保障健康的根本性工作。他早在1940年就研究强化豆乳配方，此时用强化豆乳代替或补充母乳、奶粉或牛奶，以增强儿童的体质，深受广大儿童家长的欢迎。1953年天津市决定兴建一所400张病床、日门诊1000人次的综合性儿童医院。他承担起主持筹建的任务。为了使这所儿童医院布局合理、设计科学，他到外地的医院考察、走访，进行认真的社会调查，从选址到各个部门的布局他都亲自参与过问，他还认真钻研了有关建筑学知识，1956年与周作玉共同起草《儿童医院设计中对消毒隔离的要求》。这篇论文不单为设计与施工单位提供了宝贵资料，也为后来新建医院提供了科学的参考依据。与新医院基本建设相同步，他设想并安排了相应医疗设备特别是各类人员的配备及培训工作。3年后，即1956年，天津市儿童医院新址竣工交付使用。医疗、科研、教学、保健工作迅速正常运转，这种速度当时在国内还是前所未有的。

范权坚持一切为了临床第一线的建院方针，并十分善于把医疗、教学、科研、保健这四项工作有机地结合起来。1956年建立了天津市儿科研究室，当时专职研究人员很少，大部分由临床医生兼任。他认为临床医生掌握的是第一手资料，最有说服力。他要求参加研究课题的临床医生要亲自参加一定的实验室工作，特别强调临床医学与基础医学，临床与实验室工作紧密结合，相互协作，使基础实验研究提高临床诊断治疗水平、临床诊断的需要又促进基础实验研究的深入发展。在教学方面，几十年来，他为天津市和全国各地培养出一大批具有较高医疗技术水平和有一定教学、科研能力的儿科专业技术骨干，为儿科事业的发展作出了贡献。

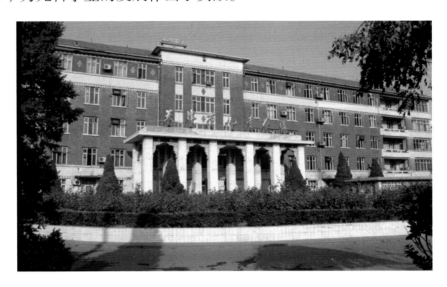

1956 年，天津市儿童医院新址竣工交付使用

在科研工作中，他着眼于小儿常见病、多发病；着眼于科研成果在基层医疗单位包括农村的普及应用。鉴于呕吐、腹泻导致的脱水酸中毒在儿童中十分常见，他以小儿水、电解质代谢紊乱为主要研究课题，在国内首先引进可测微量血清电解质的火焰光度计；建立测定细胞外液、血浆容量的方法，从基础理论、病理、生理到临床诊断、治疗都进行专题研究。他拿出自己多年积累的资料，并以丰富的临床和科研经验带领有关人员从不同角度进行探索。他要求大家对待科学要实事求是，精益求精，自己更是以身作则。他亲自到临床第一线观察病儿，对每一个数据都认真核对查验。他们从上千病例中，测定出中国小儿体液正常值，又从中探索分析出由各种病因引起的水电解质紊乱和酸碱平衡失调的规律和特点，经过严格的计算、仔细的推敲总结出一整套用于小儿脱水酸中毒输液的治疗方案，用于临床，收到了满意的效果。

1957 年，他应邀出席苏联第 7 次儿科医师代表大会，并宣读了题为《婴儿中毒性消化不良液体疗法》的学术论文，与会人员对此给予了高度评价，把以他为主研究成功的液体疗法称为"范氏输液法"。他被苏联儿科学会授予名誉会员称号。为了使液体疗法能更方便地在广大基层医疗单位应用，他在

1959 年又提出了口服补液的方法，而世界卫生组织直到 1970 年以后才开始推荐口服补液。1963 年在全国第六届儿科学术会议上，他代表天津市儿童医院又将液体疗法的系列性研究及其科学性从各个不同角度加以论证，在整个儿科界引起强烈反响，被称为"范氏输液法"。"范氏输液法"对国内外深入开展水、电解质代谢的研究及提高液体疗法的技术水平起到了积极的推动作用。从 1957 年以后十几年中他并不满足和停顿在已取得的成绩中，而是继续不断地从理论和实践中探索，先后数次修改完善输液常规，至今"定时计速"的范氏输液常规已被广泛采取，取得极好的治疗效果。

1960 年，范权荣获全国劳动模范光荣称号。

1980 年 10 月至 1989 年 7 月任天津市儿童医院名誉院长、天津医学院儿科名誉教授等职。

在五十多年的儿科医生职业生涯中，范权在小儿内科领域作出了卓越的贡献，是我国儿科医学事业的奠基人之一。任儿童医院院长期间，重视医教研相结合的医疗工作，从建院开始就奠定了稳固的儿科学发展基础，达到了国内领先水平，带领儿童医院发展到具有内、外、中医、眼、口腔、耳鼻喉、皮肤等多学科共同发展的儿童专科病医院，总床位达五百多张，日门诊达两千多人次，居国内领先水平，一度使天津市儿童医院成为业内楷模。

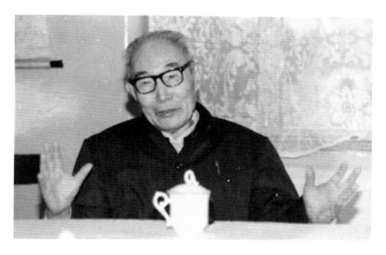

范权，1980 年后任天津市儿童医院名誉院长、天津医学院儿科名誉教授

参考资料资料由天津市儿童医院档案馆提供。

（邹映雪）

中国神经外科学创始人
——赵以成及其弟子们

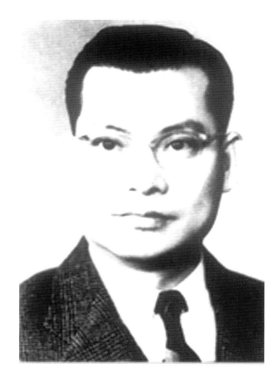

赵以成（1908.02.13—1974.09.21）

赵以成，字泽如，1908年2月13日生于福建省漳州市。中国神经外科学的创始人和奠基人，杰出的神经外科学家，在神经外科的临床、教学、科研方面均作出重大贡献。他在国内最先建立神经外科，培养了大批神经外科骨干。建国后，历任河北医学院名誉教授、天津医学院教授、附属医院脑系科主任，北京同仁医院神经外科主任，北京医学院教授，北京市神经外科研究所所长，北京宣武医院院长，卫生部医学科学委员会委员，中华医学会神经精神科学会副主任委员，国际外科学会和国际神经外科学会会员，加拿大神经外科研究所赏会年长会员。是第二、三届全国人大代表。

一、萌芽期：苦心孤诣、奋斗以成（1926—1951 年）

赵以成少年时期在漳州住家附近的华英小学读书。1922 年 7 月，考入厦门寻源书院（三年后迁至漳州，改名为寻源中学）。他居穷守约、孜孜以求，学习成绩始终名列前茅。

1926 年这位贫家子弟，已成为胸怀鸿业远图的励志青年。"东亚病夫"的蔑称使他创剧痛深，他深刻地意识到：要想拒当东亚病夫，必须要有良好的体质。人民只有健康的体魄，民族才有兴旺的源泉，国家才有强盛的根基。"不为良相，便为良医，救国之道，以医为要"。从此，终身以医济世。同年 6 月考入当时福建唯一的医校——"福建歧山协和大学"医科班。翌年转入北京燕京大学医学预科班攻读。1929 年 6 月以优异的成绩毕业于燕京大学、并获学士学位。当年 7 月，考入北京协和医学院。在学期间，赵以成攻苦食俭，无力承担新书费用就设法买旧书，或到图书馆借阅。他除认真学好大学必修课程和医学基础理论外，还在老师的教诲下潜心研究外科学曾获外科荣誉奖。1934 年 6 月毕业被授予医学博士学位，并留校工作。

当年，北京协和医院实行院、校合一，赵以成任外科住院医师、助教，先后在脑内科、耳鼻喉科、泌尿科、骨科、肿瘤科、病理科及精神科等科室轮转任住院医师。多学科的医疗实践，使他积累了丰富的临床经验，为以后的医学研究打下了坚实的基础。那时的他已能做迷走神经切除术、胃肠切除术、血管以及神经吻合术等。由于博学多才，手术精巧、好学深思而被选为神经外科研究员。期间发明了一种胃肠无菌吻合的新技术，并撰写《实验性纤维性收缩造成的肠道窄》《化脓性中耳乳突炎的颅内并发症》《颅骨骨折》及《脑部创伤》等论文。1937 年还获孙氏（Sum）耳鼻喉论文著作奖。因此，外科主任决定选送他出国深造。

1938 年，赵以成获得洛克菲勒奖学金。同年 12 月，以学者身份赴加拿大蒙特利尔（Montreal）神经病学研究所留学，在世界级神经外科泰斗潘菲尔德（Penfield）教授的亲自悉心指导下，广泛涉及国内、外脑系外科医学理论和临床实践。在留学期间他发明一种特制胎膜用于防止粘连，及其相关论文在英国医学杂志发表，深受恩师的赞赏，同时也受到世界许多神经外科专家的重视，成为被交口赞誉为最具远见卓识与学术潜能的中国医学家，成为当时在西方崛起的神经外科医学研究中的佼佼者。蒙特利尔研究所颁发给他研究员聘书，一名中国医生成为研究所大家庭成员，也被视为潘氏小家庭的成员。1940 年元月（太平洋战争爆发前夕），赵以成为了早日摘掉"东亚病夫"的帽子，振兴中华医学事业，拯救中华民族，毅然决然回归自己的祖国。在归国途中他曾赴美国八所神经外科中心考察，对国际上神经外科的前沿水平及其发展趋势有了更广泛的了解和接触，同时也更坚定了他回国创办中国神经外科的决心。出国留学两年后，身怀绝学重返北京协和医院工作。

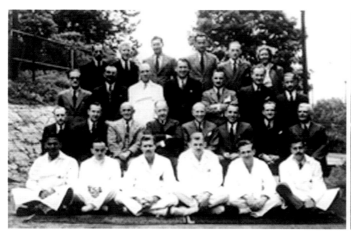

1939 年赵以成（前左 1）在加拿大蒙特利尔神经病学研究所全体老师及学院合影。二排：潘菲尔德（右 4），寇恩（右 3）。三排：加斯波尔（右 1）。四排：麦克那顿（右 2），艾尔维智（右 4）

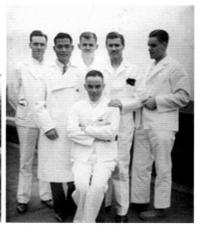

1939 年赵以成获洛克菲勒奖学金。在加拿大蒙特利尔神经病学研究所与当时的同事合影

　　太平洋战争爆发后，协和医院被日本人侵占。1943 年他不愿在日寇统治下的医院工作，与其他医学专家决定离开协和被迫辗转到天津开业行医。靠借钱、借房私人行医，以"起死济贫"为宗旨，为国内百姓解除疾痛。同时在私立中华医院帮助开展工作，但是因脑系外科的诊断和治疗方法相对高难，需要大型设备、仪器和器械，即使开展手术也需要一个团队（至少两位医生、一位麻醉师和两位护士）；当时战争期间、兵荒马乱，况且老百姓在思想上恐惧、更是难以接受开颅手术。诸多因素他只有兼看一些普通外科、骨科、耳鼻喉科等疾病，以维持生计。其收入寥寥可数，时常还不如夫人的妇产科及小儿科。

二、创建期：呕心沥血，九转功成，为中国神经外科开创了历史先河（1952—1956 年）

根据多方史料记载，大约在十九世纪三十年代西方的神经外科学零星传入中国。1930 年关颂韬教授和张查理教授分别在协和医院和奉天医院做过开颅手术。1940 年赵以成在协和医院做过颅脑手术。1943 年冯传宜在中和医院做过颅脑手术。1947 年张同和在西北医学院做过颅脑手术。1950 年沈克非和史玉泉在上海某医院做过颅脑手术。但是，以上诸位先驱者们具体术前诊断、手术名称以及预后均不得而知（当时还没有记载脑系科、没有脑系外科专科的医院）。

新中国诞生前，我国没有神经外科专科医生，也没有正式的神经外科专科；仅北京、上海等地几名普通外科医生兼做一些神经外科的临床工作，如急性颅脑创伤、火器伤或颅骨骨折等疾病，并间断做个例开颅手术。其实，根本就没有形成体系和规模。

（一）创建全国首家神经外科

1949 年中华人民共和国正式成立。赵以成的爱国精神和学识如鱼得水，鲲鹏得志。先后被聘为河北医学院名誉教授及天津市立总医院神经外科顾问。1951 年初，他响应党和国家的号召，积极参加抗美援朝医疗队，冒着枪林弹雨和严寒救治志愿军伤病员，在火与血的洗礼、生与死的考验中身先士卒，尽展英雄本色。同年党中央和人民政府发出加速科学技术发展的号召。中华人民共和国卫生部决定采取多形式齐头并进的策略、即从 1951 年开始有计划地输送优秀医生出国留学，先后派涂通今、王维均、王毅、张纪、陈公白、翟治平、许建平等陆续到苏联学习脑系外科；同时，加速规划筹建天津市立总医院脑系科（脑内、外科）培养国内人才。

1952 年初，他率先放弃了私人行医，正式进入天津市立总医院工作。由赵以成教授担任主任，脑系外科包括薛庆澄、王忠诚、方都和王宝华等医生；脑系内科由苏英教授负责。完全按照加拿大 Montreal（蒙特利尔）神经病学研究所和神经外科的模式创建了全国首个脑系科（当时统称）专科。

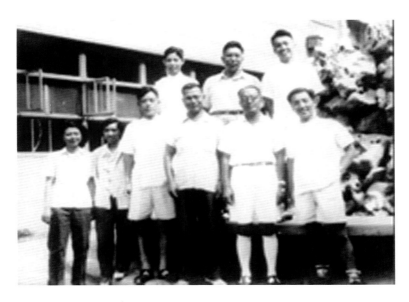

1953 年天津医学院总医院脑系科建科基本成员合影

自右至左:前排:陈世畯、苏瑛、赵以成、王忠诚、邓琳、罗珠泉。后排:方都、李光、薛庆澄

赵以成教授继续主持科里工作。他紧锣密鼓地进行组织建设、人员梯队的构架,着手培养不同层次的神经外科医生,同时筹划手术室及其各种手术器械,仪器、设备和病房等相关设施。脑系科设有 60 张病床,需将科室分为脑系内科(第九病房)和脑系外科(第十病房),临床使用主要的专科医疗设备只有一台 C 型臂 X 光机和脑电波机(A 型超声波,简称 A 超),电凝器(单级)及两套瑞典 STLL 公司生产的开颅器械,还建立了两个独立的脑系外科专用手术室和脑血管造影、脑室造影和气脑造影室。脑系科的病变首先是病灶的定位和定性诊断,当时的医疗条件,除了详细的询问病史、神经系统检查、A 超和颅骨平片等常规检测方法外,对颅内压增高不明显的病例,还可以采用气脑造影检查或腰椎穿刺术;若颅内压增高明显的患者,可以应用脑室造影或颈动脉造影来达到定位和定性诊断的目的。

建科仅两年全国各地来"天津总医院脑系科"的病人越来越多,平均每年收治 400 余例病人,手术量每月能做 14 ~ 18 台手术。在当时我国乃至国际间神经外科领域闻名遐迩、引起了极大的反响。尤其是受到了他的导师加拿大 Montreal 神经病学研究所 Penfield 教授的赞叹和高度评价。顺理成章天津——自然就成为我国神经外科的发源地,赵以成教授——乃首屈一指的中国神经外科创始人。

（二）开办全国首届神经外科进修班是中国科技教育的历史先河

新中国刚刚诞生，中央卫生部决定，为了促进创建和加快发展我国脑系科专业，在天津市立总医院组建脑系科的基础上，要求举办全国性脑系科培训班或进修班，尽可能在本国多培养脑系科医生。当年由中央政府主导为全国培养神经外科技术骨干，以卫生部主办的"脑系外科医师进修班"在中国史无前例，同时开启了中国科技教育的历史先河。

一九五二年，天津医学院成立，随即天津市立总医院也更名为天津医学院附属医院，成为第一所直属临床教学医院。赵以成教授作为脑系科主任，担负着医疗、教学和科研的任务。一九五三年二月在中央卫生部的直接委托下，赵以成教授组织创办了国家卫生部第一期脑系外科医师进修班，（简称、部办班）。由天津医学院院长朱宪彝教授担任班主任，附属总医院院长万福恩任副主任，共有 7 位讲师任教，赵以成教授和李光主讲脑系外科、苏瑛和陈世峻主讲脑系内科、吴恩惠主讲放射科、袁佳琴主讲神经眼科以及李光带教实习。还有带领实习的薛庆澄和王忠诚分别担任组长负责教学准备、标本制作和临床工作，同时也参加学习班上课。当时薛庆澄（主治医师），王忠诚、方都和王宝华等（均是住院医师）成为科室第一批精英骨干和教学的师资力量。自北京、南京等 13 个城市医学院和各级医院的院长、主任级的医生报名参加进修班。由于当时脑系外科仅有 43 张床位，进修医生宿舍也有限，一时间全国各地求知若渴的医生很多，只能分期、分批地按计划招收学员。先分为两期。每一期只能招收 23 名正式学员（一年期 13 名；半年期 10 名），旁听生和参观生各 2 名。要求培训或进修学习的学员必须具有主治医师以上的职称。

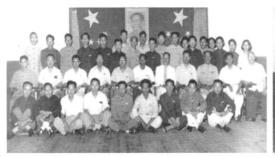 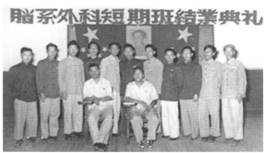

一九五三年中央卫生部委托天津市立总医院
主办全国第一期神经外科进修班全体学员与
老师合影，中排座位的老师有朱宪彝、万福
恩、赵以成、李光、雷爱德、武惠、闫承先、
薛庆澄等。后排有王忠诚、王宝华、浦佩玉。
进修医生有尹昭炎、曹美鸿、戈治理、
赵仰胜、侯金镐、李通、易声禹等

第一期进修班中短期班结业典礼，
学员与老师赵以成、李光合影

全国第一届脑系外科进修班人员名单

一年期（13名）		半年期（10名）	
姓名	单位	姓名	单位
尹昭炎	北京协和医学院	熊德佐	重庆第三军医大学
韩哲生	兰州医学院	张政威	西安市中心医院
曹美鸿	长沙湘雅医学院	易声禹	南京军区总医院
蒋先惠	武汉同济医学院	吴乐白	南京鼓楼医院
曾广义	南京第五军医大学	褟湘荣	广东省立人民医院
李秉权	昆明云南医学院	孙文海	兰州西北军区总医院
丘褪光	成都华西医学院	左铁锵	沈阳东北军区第一陆军医院
戈治理	西安医学院	翟允昌	沈阳医学院附属医院
赵仰胜	重庆第三军医大学	王以诚	武汉湖北医学院
李通	北京医学院	刘敏	西安市第一人民医院
李明权	北京铁路医学院		
侯金镐	江苏医学院工人医院		
郭增璠	山西医学院		
旁听生：（2名）参观生：（2名）			
冯传宜	北京协和医学院	段国升	沈阳军区总医院
刘明铎	广州军区总医院	蔡纪辕	广州中山医学院

三、发展期：行远自迩，日新月著，全国神经外科崛起（1956—1966 年）

自"部办班"以来几乎每年都向全国各省市、自治区以及部队生生不息地输送了神经内、外科专业骨干和技术人才。这些神经外科栋梁之才各自回到地区如同火种，历尽沧桑，日益壮大，大多数成为了当地区域神经外科的创始人、学科带头人或学术骨干、带动了该地区的专业提升，力推了我国神经外科的发展和强盛，为全国神经外科事业作出了极大的贡献，如天津、北京、上海、南京、昆明、云南、兰州、西安、湖南、湖北、四川、重庆、成都、武汉、山东、山西、苏州、河北、广西、沈阳、广州、东北三省、哈尔滨、齐齐哈尔、吉林、大连等各地神经科学学科带头人，（见表1）。

从 1956 年第二期进修班至 1966 年"文化大革命"前，除了每年举办的部办班外，每年还招收各省、市，自治区 5 至 6 名进修医师。如 1956 年接收付立人（沈阳医学院第二附属医院）、梁承钢（南宁广西医学院附属医院）、刘景芳（河北医学院第二附属医院）、严炎（兰州医学院）；1957 年蔡宝贤（上海第一医院）、翁风山（广州中山医学院）；1958 年张成（济南山东医学院）、鲍跃东（苏州江苏医学院）；1960 年李少卿（齐齐哈尔医学院）、赵斌（天津解放军二五四医院）；1962 年尹树槐（吉林省医院）、范基昌（大连市第一医院）等。吴树智作为本院医生也参加了培训。（1966—1969 年，受"文化大革命"的影响，培训班和进修班中断，直至 1970 年才得以恢复。）

赵以成教授博采众长，对标国际，强化对外信息和技术交流与共享，放宽国际视野，积极开展国际交流与合作，不断提高神经外科的建设水平，将中国的神经外科跻身世界前列，使中国神经外科领域得以跨越式发展，赢得广泛赞誉。1962 年 9 月，受毛泽东主席的委托，赵以成教授邀请其恩师、白求恩大夫的老朋友潘菲尔德教授来华访问，并参观了天津和北京神经外科基地。由于赵以成教授在中国神经外科事业中作出了杰出贡献，蒙特利尔神经病学研究所将其作为全球著名神经外科专家典范，设专栏介绍他的生平事迹。

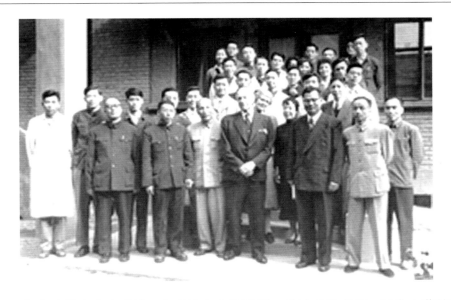

1962 年应毛泽东主席邀请，白求恩大夫的同事、赵以成的老师、加拿大蒙特利尔神经病学研究所第一任所长潘菲尔德教授和夫人访华参加国庆庆典后，来津参观天津医学院附属总医院脑系科，在病房门前与脑系科全体医生合影

（一）身兼津、京两地，培养科研意识、注重临床基础研究

1955 年 1 月，苏联脑系外科专家阿鲁秋诺夫访华，参观了天津医学院附属总医院脑系科，对赵以成的示范技术备加赞赏，认为中国神经外科的水平不需要支援而打道回府，并建议在首都北京设立脑系科研究机构。不久，一份建议性报告放到了周恩来总理的办公桌上并引起了周总理的重视，他亲自批准了这个建议。中央高度重视并十分肯定了赵以成教授领衔的天津脑系科团队取得的成绩，同时要求赵以成教授再到北京开展神经外科建设工作。于是在中央卫生部的直接委办下，赵以成教授开始左右肩担津、京两地。为统筹兼顾，有条不紊，赵教授决定让他的第一位得意门生、资深医生薛庆澄协助领导天津总医院的神经外科工作。在赵以成教授的指导和薛庆澄协助下，天津神经外科力学笃行，继续发展。同年带领他的第二位得力学生、当行出色的王忠诚和病理技师罗珠泉去北京，先后在北京医学院附属医院、北京同仁医院成立了神经外科，赵教授任科主任也兼北京医学院教授。1958 年 9 月，又将北京同仁医院神经外科迁至宣武医院，在院党委侯寓初书记等大力支持下，该院计划建成为以神经外科为重点的综合性医院，并于 1960 年 3 月建立北京市神经外科研究所，赵以成亲自任该院院长兼研究所所长。北京神

经外科研究所成立后，立即设置了神经解剖、神经生理、神经生化、神经病理、神经放射、组织培养等临床基础研究室。为临床深入研究，探索新的诊断和治疗方法，提供了必要的基础实验室和设施。在临床方面将神经外科分为颅脑外伤、肿瘤、脊髓和周围神经及小儿几个临床专业组，以利于各专项更深入细致地开展工作。

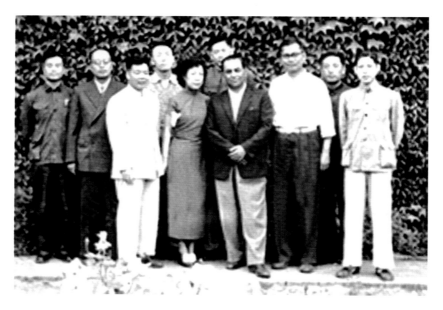

1955 年苏联神经外科专家阿鲁秋诺夫来华时，在赵以成家中与天津医学院总医院全体脑系科建设人员合影。自左至右：薛庆澄、陈世畯、赵以成、阿鲁秋诺夫、王宝华、汪培娲、方都、李毅局长、苏瑛、翻译

赵以成教授作风严谨、科研思维敏锐，在临床实践中善于补偏救弊，独出手眼。他发现开颅手术后容易发生脑组织粘连，并影响预后的现象。在恩师潘菲尔德教授的指导下，开展了预防和治疗方法的临床研究，并于 1940 年将研究结果发表在《British Medical Journal》上，这是中国神经外科医生发表在国际医学杂志上最早的医学论著之一，其学术交流首次跨越了国界与社会。自建科伊始就衷告每一位医师要重视临床科研工作，并带领科室成员首先对头颅外伤、脑肿瘤、脑脓肿开展了系统临床研究。即使是日常的临床工作也要求非常严格，查房时严肃认真、一丝不苟。他高度负责的态度和严谨细致的工作作风，对下级医师影响颇为深刻，他一系列的手术操作方法也被继承下来并在临床中广泛应用和推广。

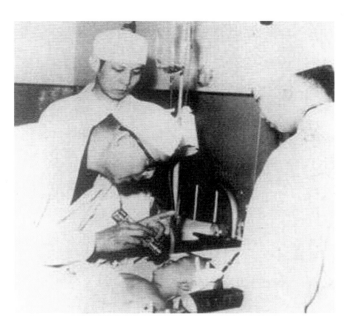

1960 年在天津医学院附属总医院赵以成教授查房正检查病人，旁有薛庆澄（左）、李荣基（右）

20 世纪 50—60 年代，医疗条件很差，技术水平有限，急性颅脑创伤的病死率很高、尤其重型的病例竟达 50% 以上。鉴于此，赵以成教授组织了天津医学院附属医院的薛庆澄、杨树源、李荣基、罗涛，北京宣武医院的赵雅度、丁育基、王天佑等医师成立了攻关组。总结研究了两个医院收治的 4070 例颅脑创伤病例，深入分析了每例患者头部受伤的原因、部位、暴力方向等受伤机制，以及临床表现和神经系统查体等特征。发现了颅脑创伤后病理改变的规律，明确了头颅受击部位与颅脑损伤病理部位的内在联系。通过四千多例颅脑创伤的临床分析，基本搞清楚了颅内病理改变及其发生部位的规律，钻孔探查术的先后次序、大大提高了诊断血肿的准确性、手术疗效和预后。使得重型颅脑创伤的死亡率从 47.6%（1964 年）降至 39.8%（1966 年），促推了我国神经外科的发展渐入佳境，兼程并进。

1953—1956 年在《中华外科杂志》上发表了我国最早的神经外科疾病相关学术论文 6 篇。他始终重视临床基础研究，于 1952 年在天津医学院附属医院建立了第一个神经病理室，对手术切除的标本进行病理检查，1956 年杨露春在四川华西医院学习神经病理，师从黄克维教授后，接替赵以成教授负责神经病理工作，并先后建立起生化研究室由江德华负责；神经生理研究室由陈世峻负责。为以后建立神经病学研究所打下了坚实的基础。

（二）高度重视学科建设，大力培育优秀人才

赵以成教授非常重视学科建设，一批年轻优秀专业人才纷至沓来。他们在医科大学都是秀出班行的高材生、师出同门后分别被选入，脑系外科如同注入了新鲜血液。1954年浦佩玉（先入脑系内科，1969年由于工作需要调入脑系外科）。1957年杨树源、李荣基和1958年刘敬业、罗涛，1960年6月李庆彬由苏联留学回国、入职总医院脑系外科。同年赵克明、陈林根、谢道珍（后调入北京），田庚戌（转入脑系科）。1961年王兆铭。1962年焦德让、王明璐。1963年王敬纯、郑立高。1964年靳永恒、李建文。先后加入学科团队，至此一个老、中、青三结合的神经外科梯队逐渐形成，其规模和实力居全国之首。

神经外科团队齐心合力、克服重重困难，不断开拓进取。先后开展了各种脑肿瘤、颅脑外伤、脊髓脊柱和功能神经外科手术，手术例数和病种已经达到了较大规模。

1. 1960年，赵以成教授开展了我国第一例脊髓空洞——蛛网膜下腔分流手术。

2. 他自己设计、亲自动手与技术工人密切合作，研制出简易的脑立体定位仪，开展了我国第一例立体定位、苍白球毁损手术治疗帕金森病，并取得了良好疗效。

3. 1962年，在他的导师潘菲德指导下，开展了当时国内尚无人涉足的癫痫外科手术并获得良好效果。

4. 他除了救治广大伤病的百姓外，还分别于1951年成功救治了开国上将李克农和1965年海军战斗英雄麦贤德等知名人士，在当时轰动了整个天津及全国。

1960年在郑州召开首届全国外科大会，由时任卫生部长钱信忠主持，由赵以成和涂通今教授负责，还有史玉泉、涂通今、段国升和朱诚等我国神经外科泰斗级的专家共同研讨我国神经外科专业发展方针，筹备成立神经外科专科学术组织，首次制订了我国颅脑外伤的分类标准，创立了中国神经外科专科医师培训体系；18年共培养了近二百名神经外科医生（据统计从1953年至1971年注册登记簿中名单共194名）。在会上他倡导的学科发展方向、专

科人才培养理念被参会代表所广泛认同；特别是二十多年赵以成教授呕心沥血的卓越工作，传播了中国神经外科学术思想、临床实践的基本功、正宗的手术规范及技巧和严谨的工作作风；其中最为赵老值得骄傲的两个学生、即薛庆澄教授和王忠诚院士协力以契，成为他向全国推广神经外科的创始团队，以促进神经外科在津京两地迅速发展，乃及至全国各省、市自治区纷纷崛起，形成了当今庞大的神经外科学；重要的是尽早造福广大神经外科疾病患者，受到了国内外同行的广泛认同。赵以成教授 1952 年首创了中国第一个神经外科学专科，这个里程碑式的起点，为今后中国神经外科事业的发展夯实了牢固的基础。

为此，中国神经外科协会将其誉为"中国神经外科之父"。加拿大蒙特利尔神经病学研究所潘菲尔德教授在学术演讲会上，屡次对赵以成的技术和成就赞叹不已，称道他是为该所培养的最卓越的中国学生、并引以为誉，给与了"青出于蓝，而胜于蓝"高度评价。

1978 年，世界卫生组织访华团，蒙特利尔神经病学研究所所长 Wiam Feindel 教授专程来参观天津医科大学总医院神经外科的神经病学研究所，为缅怀蒙特利尔神经病学研究所培养的学生——已故赵以成教授，特此建立了"白求恩—赵以成友谊金"资助我国神经外科医师赴蒙特利尔神经病学研究所学习。

四、停滞期：进退维谷、恓怯不前（1966—1975 年）

1966 年"文化大革命"运动严重阻碍了总医院脑系外科学科的发展，黄钟毁弃，瓦釜雷鸣；赵以成教授等一批知名专家遭受覆盆之冤被戴上了"资产阶级反动学术权威"的帽子，停职工作，下放劳改，扫地做卫生。同时失去了人身自由和话语权。当时，不仅神经外科、各个医院乃至全国的管理与医疗工作一片混乱、知识荒废、学术毁弃，教学及科研也被迫停止。"6.26"李荣基和郑立高（分到宁夏）、迟维先、吕邦宁、刘书贤、刘敬业（调往承德小三线）等 10 余人支援边疆。1970 年，科室的王宝华、罗涛、焦德让被分配到第一中心医院医院脑系外科；吴树智、赵克明、谢道珍等被分配到第二中心医院成立神经外科。其余的医生留在本部。1972 年郑立高调到天津医学院第二附属医院脑系外科（1995 年改为"天津医科大学第二医院神经外科"）。1974 年赵以成教授因病与世长辞，享年 66 岁。

五、复苏期：协心戮力，涅槃重生（1976—2001 年）

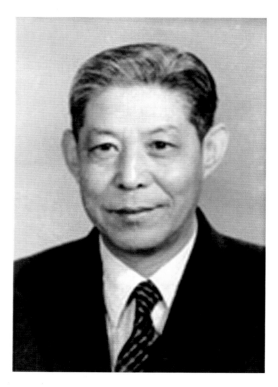

薛庆澄（1922.01.28—1991.10.23）

中国神经外科学的创始人和奠基人之一，杰出的神经外科学家

　　1974 年薛庆澄教授受命担任天津医科大学总医院神经外科第二任科主任。薛庆澄教授生于 1922 年 1 月 28 日，河北省滦县人。先后就读于滦县万慈小学，天津南开中学，昌黎汇文中学。1939 年考入燕京大学医预系。太平洋战争爆发后该校停办，遂转入北京大学医学院。1946 年毕业后就职于天津中央医院外科，中华人民共和国成立后改为天津市立总医院工作。

　　在国步艰难、时不我待的关键时期，他临危受命、疲精敝神，全面负责神经外科工作。继承并发展了赵以成教授的学术思想、管理模式和发展路线。同时，具有十余年神经内科工作经验的浦佩玉受命转入神经外科团队，进一步加强了团队实力，在专业存亡绝续的危急关头稳定了神经外科的发展。1976 年"文革"结束全国上下充满期盼，学科建设迅即回到了健康发展的轨道上来。

　　以薛庆澄教授领衔的神经外科领导班子还有：李庆彬、杨树源、浦佩玉任科副主任，并继续以天津医科大学总医院神经外科为专业基地、以其专家主任为骨干，带领天津市神经外科进入了一个复兴发展阶段。先后成立了天津市第一中心医院神经外科，天和医院神经外科，第二中心医院神经外科，天津医科大学第二医院神经外科以及天津市环湖医院神经外科。为了进一步提高科研能力，1980年神经内外科共同成立了天津市神经病学研究所，薛庆澄教授任首任所长，其中设神经病理、神经生化和神经电生理三个研究室。为了赶超国际水平，1979年杨树源教授作为国家第一批公派研修人员赴新西兰、澳大利亚学习，学成回国后在国内率先开展了经筛蝶窦入路鞍区肿瘤切除术和脑脓肿的规范化治疗。1981年，浦佩玉教授赴美国研修两年余，学成回国后开设了我国第一个专业研究胶质瘤的神经肿瘤研究室。

薛庆澄教授非常注重学科建设和梯队结构，建立了各亚专业组，神经外科迈向了专业化发展新阶段。杨树源教授领衔脑垂体瘤组，浦佩玉教授领衔脑胶质瘤组，李庆彬教授和靳永恒教授领衔脑血管病组，祖广智主任领衔脑膜瘤组，王敬纯主任领衔小脑桥脑角组，刘敬业主任和王明璐主任领衔脑外伤组并创建了神经外科重症监护室（NICU）等。1980年薛庆澄教授主导下引进了华北地区第一台CT机，极大提高了神经系统疾病的影像诊断水平，开展了颅内动脉瘤夹闭术、脑血管畸形切除术、以及缺血性脑血管疾病的外科治疗、如颅内外血管搭桥术等显微外科手术。在全国率先引进颅内压监护并应用于颅脑外伤和NICU。

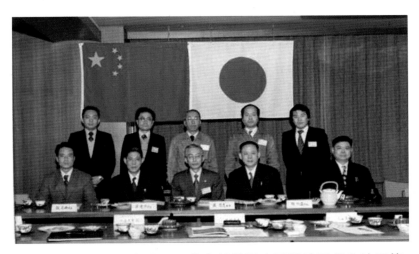

1980年薛庆澄教授与日本岛津公司董事长签署合同引进了华北地区第一台CT机。第一排自右向左陶数巍（总医院精仪科），吴恩惠教授，岛津董事长，薛庆澄教授，张志兴。第二排中国和日本工程师

薛教授有渊博的神经外科理论知识和丰富的临床经验，他通儒达识、技术精湛。40年来，他在医疗、科研、教学工作中殚精竭虑，成就斐然。薛教授早年从事颅内肿瘤的研究工作，经他亲自手术治疗的脑肿瘤患者就达4000余例。晚年他潜心研究脑血管病的手术治疗，积累了丰富的经验。他的手术水平被本领域同仁首肯心折，其技术娴熟、判断及定位准确、轻柔仔细、干净利落，尤其是止血技术达到了炉火纯青的地步。卓诡不伦，自成一家形成了独特的风格。因此，经他亲自手术的病人绝大多数恢复良好。就在他花甲之年，仍能在直视下进行只有2～3mm粗细的面一副神经吻合术。这种高超的技艺使在场参观者无不钦佩。

薛教授科研态度严谨、不务空名，他贯通融会，积水成渊，已发表有关颅内肿瘤、脑脓肿、颅脑损伤和脑血管病等方面论文60余篇。其中不少论文填补了国内空白，有的论文曾在国际学术会议上宣读。多次参加国际会议，加强对外交流。他还参与撰写了《神经内外科手册》《实用神经病学》《实用肿瘤学》等专业书籍，并任《医学百科全书神经外科学分册》副主编。他亲自邀请全国知名神经外科专家主编了《神经外科学》已于1990年出版发行。并于1991年主译了Aysaisrl的《显微神经外科学》。1986年他还积极参与筹建中华医学会神经外科学分会正式成立并曾任副主任委员，参与创立了《中华神经外科杂志》和《中国神经精神疾病杂志》并任副主编。

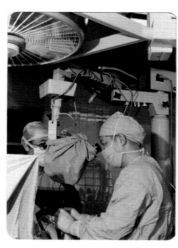

1986年薛庆澄教授正在全神贯注地做手术

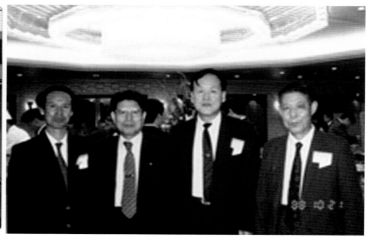

1988年10月21日薛庆澄教授（右一）与王忠诚教授（右二）在日本参加国际会议

早在二十世纪五六十年代，对于重症病人他就提出低温疗法有减轻脑水肿、降低颅内压、减少脑耗氧量等重要作用的观点；并发表了低温治疗颅脑损伤的文章。在二十世纪六七十年代，他就在国内率先发表了脑动静脉畸形、颅内动脉瘤、小脑动静脉畸形、大脑大静脉畸形、颅内动脉瘤的直接手术治疗等8篇有关脑血管病的论文。无论手术例数、手术方法及其入路和手术效果，称著于国内神经外科之林。当时一般认为，脑动静脉畸形的首发症状为癫痫，而薛教授通过对100多例病例分析证实，其首发症状73%为出血，这与现代观点一致。那个年代没有手术显微镜、双极电凝、动脉瘤钳及动脉瘤夹，手术是何等的困难。由此可见，薛教授手术技术已达到玄妙入神之境界，手术基本功及技巧高超令人叹为观止。

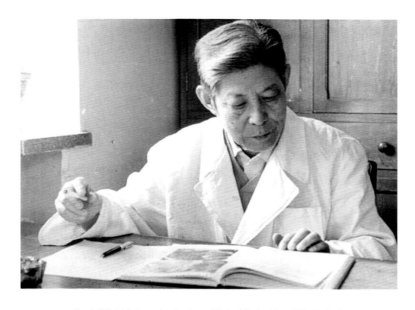

薛庆澄教授正在孜孜不倦阅读文献、撰写论文

20世纪80年代初，北京医学院的领导委托薛庆澄主任组建神经外科专业，并任命他为神经外科教授。先在北京大学第一医院建立神经外科专业。现在北京大学的几个附属医院都有了神经外科，而且形成了相当可观的规模。在临床、教学、科研上发挥了重要的作用都与薛教授的努力息息相关，作为老校友、他对自己的母校功勋卓著。

与时俱进是时代发展的要求，不断创新是科技发展的主旋律。为了培养更多的神经外科医生，薛庆澄主任决定自1980年开始，学科恢复承办卫生部神经外科进修班的任务，每年接收学员 10 人左右。此外，还接收了日本留学生进行神经外科培训。研修班由神经内、外科联合授课，理论课由 100 学时增至 200 学时，课程包括神经解剖学、神经系统检查、各种造影检查、神经放射诊断、神经眼科、神经耳鼻咽喉科、神经内科及神经外科。每期病房工作 9 个月，门、急诊工作 3 个月。除要求基本掌握神经外科疾病的各种诊断方法和治疗原则外，还要求掌握颅脑外伤、颅内浅部肿瘤、脑脓肿、脊髓肿瘤、先天畸形等手术操作。部办班为我国各省市、自治区神经外科的发展和普及输送了更多的新生力量。

1978 年，天津医科大学总医院神经外科获得国务院批准，成为全国第一批硕士学位授予单位，1984 年又成为博士学位授予单位。继后李庆彬教授和浦佩玉教授于 1983 年，杨树源教授于 1984 年遴选为硕士研究生导师。浦佩玉教授和杨树源教授分别于 1987 年和 1988 年遴选为博士研究生导师。此后指导教师队伍不断扩大，共有 12 名博士研究生（按毕业时间排序）依次：高永忠（1989 年荷兰），鲍圣德（1989 年）；杨玉山和申长虹（1990 年）；李牧和马景鑑（1991 年）；张建宁、张亚卓、张赛、滕良珠和李建国（1995 年）；高之宪（1996 年）。一大批优秀人才先后在科室获得了博士学位，并有新西兰、乌干达和亚美尼亚等国外研究生毕业。

为适应天津市神经外科发展的需要，薛庆澄教授遵循赵以成教授遗愿，积极筹建神经外科专科医院。于 1986 年在天津市卫生局的支持下创建了环湖医院。科室的李庆彬、刘敬业、陈林根、靳永恒、祖广智、陶忠民、李牧、闫学江、姚鑫、刘春生等老中青 10 人调到环湖医院开展神经外科工作。1991 年 10 月 23 日薛庆澄教授逝世（享年 69 岁）。

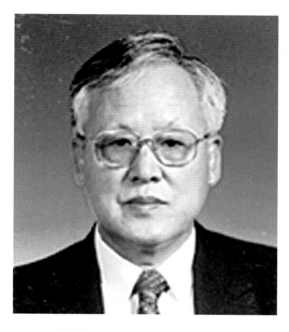

王忠诚（1925. 12. 20—2012. 09. 30）

王忠诚,男,汉族,1925 年 12 月出生于山东省烟台市福山镇门楼沟村农民的家庭。中共党员,大学学历,北京人,1950 年 6 月毕业于北京大学医学院(现北京医科大学)后,参加了抗美援朝战争。1952 年入职天津医学院总医院普通外科后转入脑系科工作。1956 年跟随赵以成教授去北京同仁医院及宣武医院筹建神经外科。在赵以成教授教诲和指导下学习和工作 22 年受益匪浅。创建了中国规模最大的神经外科临床机构、即北京天坛医院与北京市神经外科研究所,实现了科研与临床结合,使之成为亚洲最大的神经外科基地,是全世界最著名的三大神经外科中心之一。王忠诚曾任首都医科大学附属北京天坛医院名誉院长、北京市神经外科研究所所长。在 60 年的医学实践中,王忠诚亲自培养了 70 余名研究生和博士后,共发表学术论文 290 余篇、出版专著 20 余部,荣获 66 项科研成果奖、国家最高科学技术奖等国家级奖项 8 项、部市级成果 30 项、主持完成国家攻关课题 7 项,他著书立说丰硕如:《脑血管造影术》《神经外科学》第一卷(颅脑损伤分册)、第二卷(颅内肿瘤分册)和第三卷(脊髓疾病分册)。1994 年,王忠诚当选为中国工程院院士;2008 年,荣获国家最高科学技术奖。

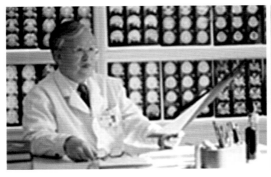
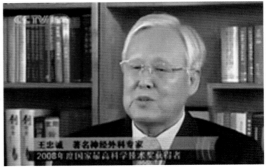

1994 年王忠诚当选中国工程院院士　　　2008 年王忠诚院士荣获国家最高科学技术奖

　　王忠诚院士是我国自己培养的第一代神经外科专家，是我国神经外科创始人之一，也是世界上脑血管畸形手术经验最老成历练的专家。无愧于医学家、理论家和教育家，是我国老一辈神经外科专家的杰出代表。2012 年 9 月 30 日王忠诚院士在北京逝世，享年 87 岁。王忠诚院士不仅是神经外科事业的创建者和锐意拼搏者，亦是中国现代医学事业的实践者和见证者。遵循和传承了他的老师——赵以成教授的学术思想、医学实践及其创新理念、精湛医术和勇于创路及探险的精神。

　　浦佩玉，女，上海市人，1933 年 10 月生，现高龄 88 岁。中共党员，天津医科大学神经外科教授，博士生导师，享受国务院政府特殊津贴，获天津市授衔神经外科专家称号。1954 年于上海第一医学院医本科毕业，1954—1969 年天津医科大学总医院脑系内科工作。1969 年起天津医科大学总医院脑系外科工作。

　　此后，浦佩玉教授始终在天津医科大学总医院神经外科从事医、教、研工作。1981 年 10 月—1984 年 1 月在美国 Sloan - Kettering 癌症研究所进修。回国后，1985 年创建立神经肿瘤研究室，重点进行脑胶质瘤的基础与临床研究。先后建立了 5 个不同类型的恶性胶质瘤体外细胞系，已供国内 20 多个单位科研用；推动了我国胶质瘤基础研究的进展。曾获国家自然科学基金资助 8 项，省、部级资助科研课题 9 项。获天津市科技进步一等奖 2 项，二、三等奖 8 项。在国内、外期刊发表论文 390 余篇，参编国内、外专著 15 部，主译专著 1 部。共培养硕士研究生 24 名、博士 33 名、博士后 1 名）。曾任国内 10 种神经内外科杂志编委，并不定期为国外 10 余种杂志审稿。曾获市劳模，市优秀共产党员、全国女医师突出贡献奖等。

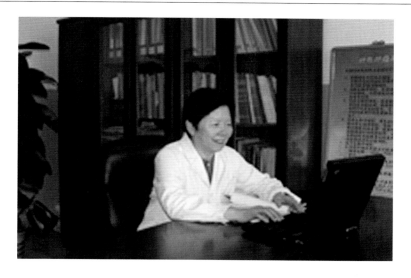

1985 年浦佩玉教授创立天津市神经病学神经肿瘤研究室

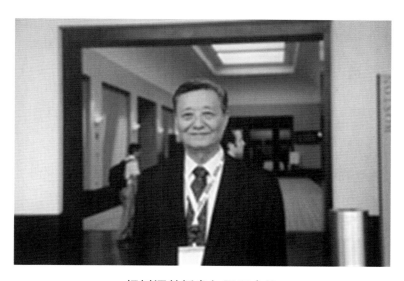

杨树源教授参加国际会议

杨树源，男，北京人，1934 年出生，现已 87 岁高龄。中共党员，天津医科大学神经外科教授，主任医师、博士生导师，享受国务院政府特殊津贴。1986 年受命天津医科大学总医院神经外科第三任科主任，从事神经外科医疗、教学、科研工作 57 年中，在脑肿瘤、脊髓髓内肿瘤、神经修复与再生、颅脑外伤、脑脓肿、脑囊虫病、脑血管病等疾病的诊断与治疗积累了丰富的经验。参加"八五""九五""十五"国家医学攻关项目、卫生部及天津市等科研项目。在国内外共发表论文 250 余篇。主编专著 4 部。先后获天津市科技进步一等奖 1 次、二等奖 6 次，三等奖 3 次，北京市科技进步二等奖 1 次，卫生部科技进步三等奖 2 次。

1991 年被天津市人民政府授衔神经外科专家，并获得了天津市"九五"劳动奖章，天津市优秀科技工作者等称号。2010 年获王忠诚中国神经外科医师终身成就奖，2011 年获国际神经创伤协会 Teasdale 奖（Graham Teasdale award）。多年来前后培养硕士研究生 35 名，博士研究生 34 名，包括来自新西兰、乌干达、亚美尼亚等国留学生。也多次获得优秀教师、先进教育工作者称号，并获"十五"师资建设工作"伯乐奖"。

1996 年，杨树源教授再次兼任天津市神经病学研究所所长。至此，科室床位增至 80 张，并设置神经外科专用手术室 5 间，配备了神经外科专科麻醉师和手术室护士。杨树源教授高明远识，积极引进了国际先进的手术显微镜、手术电凝器、激光刀、超声刀、神经导航仪等设备，神经外科临床治疗水平大幅提升，患者死亡率从 1983 年的 21% 降至 1993 年的 13%。同时，在神经病学研究所又增建了国内一流的神经创伤实验室和神经内分泌研究室，使研究室总数扩大到 8 个，并于 1999 年将神经病学和神经外科学科建设成国家"211 工程"建设一期单位。拥有国家级（教育部）重点学科、教育部中枢神经创伤修复与再生，省部共建重点实验室和天津市中枢神经损伤、变异与再生重点实验室。同时积极筹建卫生部临床重点专科建设项目。

基于 1978 年，世界卫生组织访华团，蒙特利尔神经病学研究所所长 Wiam Feindel 教授专程来天津参观神经外科的神经病学研究所，为缅怀蒙特利尔神经病学研究所培养的优秀学生已故赵以成教授之后，2004 年，杨树源教授带领的四人代表团远赴加拿大，与蒙特利尔神经病学研究所所长 David Colman 教授共同签署并建立"姐妹研究所"。促使学科的临床基础科研能力大幅度提升，先后被评为天津市重点学科和天津市卫生局重点学科、天津市"九五"重点投资建设学科。1997 年，天津市医学会神经外科学分会成立，杨树源教授任主任委员，直至 2013 年。杨树源教授为发展天津地区神经外科，帮助组建蓟县人民医院神经外科，并选派神经外科医生去开拓神经外科牡丹江基地、桂林基地等分中心。主编了人民卫生出版社出版的《神经外科学》，使神经外科影响力继续向全国扩大。

杨树源教授积极参加和推动对外学术交流，曾任第十四届欧亚神经外科学院主席，在天津主持召开了第十四届欧亚神经外科学院会议，为天津乃至中国神经外科赢得了声誉,并于 2011 年荣获国际创伤学会颁发的 Graham Teasdale 奖。他积极鼓励青年学者参加国际交流,先后定期选派 20 余位神经外科青年技术骨干到日本久留米大学、神户大学、藤田保健大学和东京女子医科大学学习。同时,科室积极鼓励年轻医生出国从事基础研究,周大东、岳勇、李捷等一批优秀人才赴美国学习,为学科发展储备了一大批优秀人才。

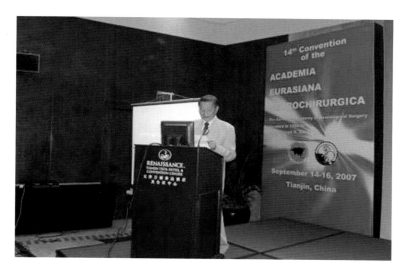

2007 年杨树源教授任第 14 届欧亚神经外科学会主席

高永忠,男,1990 年,高永忠教授受命接任天津医科大学总医院神经外科第四任科主任,张建宁任副主任。高永忠教授 1981 年在神经外科硕士毕业后,赴荷兰阿姆斯特丹自由大学研修,并获得医学博士学位。他担任主任期间,鼓励各亚专业间进行跨专业合作。他高度重视脑血管病的临床和基础研究,使学科脑血管病治疗技术得到了快速发展,并建立了神经外科博士后流动站。2001 年调任深圳市第二人民医院神经外科工作。

只达石,男,1942 年 9 月 10 日出生,曾任天津市环湖医院院长和天津医科大学总医院院长;天津市神经外科研究所所长、中华医学会神经外科学分会副主任委员、世界华人神经外科协会副会长、中国医师协会神经外科医师分会主任委员、中国医师协会神经创伤专业委员会主任委员、天津市神经科学学会理事长;兼任《中华神经外科》杂志副主编、《中国现代神经疾病杂志》主编、《中国综合临床杂志》主编、《中华创伤杂志》等期刊编委。于 1998 年担任天津医科大学总医院院长,在任期间积极筹备建设以第三住院楼为基础的天津医科大学总医院神经病学与神经外科中心,并规划将神经外科床位增至250张以上,扩大天津市神经病学研究所面积到5400平方米。对于天津市神经外科具有推波助澜的作用,为新世纪神经外科的腾飞打下了坚实基础。

六、兴盛期:锲而不舍、天道酬勤,天津市神经外科现状

2002年,张建宁教授接任天津医科大学总医院神经外科第五任科主任、兼天津市神经病学研究所所长,钟跃教授任神经内外科党支部书记,岳树源教授、杨学军教授任副主任。张建宁师从神经外科杨树源教授。2001年赴美国贝勒医学院学习,学成回国后担任新一代科室领导,继承了老一辈天津神经外科人的传统,提出了"传承、创新、严谨、和谐"的发展理念,制订了神经外科的拓展规划:优化神经外科病房,建立神经外科NICU、显微外科培训中心,在神经外科手术室增设术中MRI导航Hybrid手术间,并积极领导开展微创脊柱手术。神经病学研究所的建设,增设了4个中心实验室、9个专业实验室、1个专业实验动物转运室,细胞培养室从原来的1个增加为6个,并配置了大型流式细胞仪非接触离子电导显微镜、共聚焦显微镜等先进科研设备,使学科的基础实验平台跃居国内一流水平,为学科引进人才和增加学科的科研实力奠定了坚实的基础。张建宁教授分别于2008年和2012年,担任医院副院长和院长,不再兼任科室主任,但继续担任神经病学研究所所长、神经外科学科带头人。

2008年,岳树源教授接任神经外科第六任科主任后,学科成功获得国家临床重点专科建设项目。2011年,总医院第三住院楼投入使用后,学科规模进一步扩充,人才队伍迅速壮大,硬件水平与国际接轨。学科团队增加到目前的213人,其中医生64人、护士146人、技师1人,高级职称人员31人,博士研究生导师15人,硕士研究生导师5人。神经外科专业床位从78张增至267张,划分为6个病区。岳树源积极带领团队不断创新,开展了脑室镜下神经外科微创颅底手术,为实现神经外科疾病的微创精准治疗提供了良好基础;为了确保神经外科显微技术培训水准,他一力担当亲自兼任神经病学研究所显微外科培训中心主任。实行严格的亚专业分工,分别设立脑肿瘤、颅底、血管、外伤、功能、脊柱脊髓、神经外科重症和小儿神经外科等8个亚专业。使手术死亡率小于0.3%,神经外科疾病诊疗水平已经达到国际先进水平。

跨入21世纪以来,经过天津医科大学总医院神经外科全体人员的共同努力,经过国家"211工程"二、三期建设和天津市"十五""十一五"至"十四五"重点学科综合投资建设,学科进入了跨越式发展的快车道。于 2011 年成功承办第十届中华医学会神经外科学分会学术会议,2016 年成功承办第七届世界华人神经外科学术会议。先后引进教育部长江学者特聘教授、天津市特聘讲座教授。培养出天津市千人计划和天津市千人青年计划学者,培养教育部新世纪人才,天津市特聘教授;一批优秀专家成为"131 多层次人才,获得国务院政府特殊津贴和国家卫计委有突出贡献中青年专家。成功获得天津市高校脑创伤修复与再生创新团队和天津市"131"第一层次人才创新团队等。2014 年张建宁教授被选为第七届中华医学会神经外科分会主任委员,学科 10 余名技术骨干也在国家级学术机构任职。学科分别于 2005 年成为天津市重点实验室、2007 年成为国家级重点学科、2010 年成为教育部重点实验室,2011 年成为国家级临床重点专科、2015 年成为天津市国际联合研究基地、天津市高校协同创新中心和天津市神经系统疾病临床研究中心,学科影响力得到了跨越式提升。

当前,天津市神经外科领域形成了以天津医科大学总医院为中心,周边环湖医院、第一中心医院和武警特色医学中心构成三角形的布局,引领天津神经外科界沿着赵以成、薛庆澄的学术思想、发展方向、学科建设继续前行,以保持国内领先水平和跨入世界行列。据 2021 年统计天津市共有神经外科的医院 36 家,神经外科医师共 620 人,总床位数 2632 张。这些简单的数据就足以表明当迄今天津神经外科经历了 70 年(1952—2021 年)的创建—发展—现状的历史进程。

宝剑锋从磨砺出,梅花香自苦寒来。回顾神经外科的发展史,我们了解到前辈们的创业艰辛。没有赵以诚、薛庆成、王忠诚等老一辈神经外科专家的持之以恒、传道授业,我国神经外科不可能有如此兴旺发达的今天。我们要学习他们严谨求实的科学态度;学习他们克己奉公、执着追求的高贵品质;学习他们学无止境、善于创新的实干精神!当今之世已经将我们引入神经外科的新时代,这是国际各领域科学家的共识,中国神经外科要追赶世界一流的脚步,需承前启后、任重道远。我们要继承神经外科老前辈们的精神,奋力拼搏、勇于创新,赶超神经外科世界先进水平,在老一辈专家们创建的基础上再力创辉煌!

我们知道形骸终要化灭,陵谷也会变异,但这些医学界前辈们所给与国家的光明历史,将永存史册!日月同光,山河并寿,中国神经外科—赵以成、薛庆澄、王忠诚等前辈们在天之灵安息！

　　2008 年在天津召开纪念赵以成教授诞辰一百周年暨全国神经外科新进展研讨会。

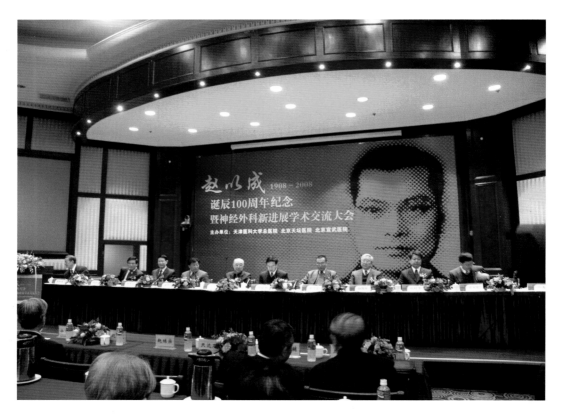

2008 年在天津召开纪念赵以成教授诞辰 100 周年暨全国神经外科新进展研讨会

2021 年天津市开设神经外科的 36 家医院情况一览表

医院名称	神经外科床位数	神经外科医生人数
天津医科大学总医院(岳树源)	267	65
环湖医院（姚鑫）	487	103
第一中心医院(常斌鸽)	148	31
武警特色医学中心(梁海乾，孙洪涛)	240	50
三中心医院(周忆频)	45	11
四中心医院(王东)	25	9
五中心医院(陈镭)	72	21
泰达医院(郭再玉)	68	16
天津医科大学附属肿瘤医院(王晓光)	54	12
人民医院(季庆)	46	13
天津医科大学第二医院(李宏)	50	20
儿童医院(张庆江)	38	11
九八三(二五四)医院(李春坡)	38	8
联勤保障部队天津疗养院(原四六四和二七一)(于君)	35	8
第三医院(三中心医院东院)(勾俊龙)	55	8
南开医院(李佳)	33	10
蓟州人民医院(刘汉东)	110	24
静海区医院(董凤菊)	47	19
宝坻人民医院(唐耀岭)	49	20
武清区人民医院(郭防)	63	9
武清中医医院(李传勇)	54	8
津南(咸水沽)医院(张宏远)	36	12
西青医院(赵理乐)	131	27
北辰医院(胡群亮)	50	10
北辰区中医医院(刑永国)	45	9
北大医疗海洋石油总医院(孙明礼)	19	5
天津中医药大学第二附属医院(王冠)	33	11
天津中医药大学第一附属医院(杜亚辉)	23	7
天津市东丽区东丽医院(肖云峰)	36	9
宁河区医院(张锋)	37	10
海滨人民医院(赵彦标)	42	5
海河医院(陈子祥)	50	10
红桥医院(王伟)	12	4
天津医科大学总医院滨海医院(汉沽医院)(刘晓勇)	28	7
滨海新区大港医院(王宏昭)	30	9
天津市职业病防治院(一中心东院)(于亮)	35	9
合计	2632	620

注：医院名称后括号内为现任科主任姓名

致　谢

　　撰写《中国现代医学发展史·天津篇》"中国神经外科学创始人——赵以成及其弟子们"是受中国医学著作网、上海科学技术文献出版社委托，天津市健康医疗学会承编，赵建国会长主编，由天津市健康医疗学会神经外科专业委员会主任委员李牧和秘书长马景鑑等撰写。回首为我们提供素材、整理、修改、完善，直至最终脱稿的过程，我们铭感不忘中国神经外科学鼻祖——赵以成教授之子、天津市环湖医院神经外科赵克明主任，天津市著名神经外科专家焦德让主任，北京大学人民医院著名神经外科专家栾文忠教授和天津市各医院神经外科主任以及各方人士、朋友们的大力支持。在此向他们表达我们最诚挚的谢意！

参考资料

[1] 赵克明(赵以成之子)."中国神经外科奠基人——赵以成"

[2] 赵克明、赵雅度.20世纪50、60年代津京两地神经外科创业概况[J].中国现代神经疾病杂志，2008，8(2)：91—94

[3] 杨树源、张建宁和岳树源.纪念我国神经外科奠基人：赵以成教授诞辰100周年[J].中国现代神经疾病杂志，2008，8(2)：89—90

[4] 薛庆澄.怀念我的老师赵以成教授

[5] 王忠诚.怀念我的老师赵以成教授[J].中华神经科杂志，2008，24(2)：81—82

[6] 赵雅度.我国神经外科发展史[J].中华外科杂志，2015，53(1)：33—41

[7] 栾文忠.新中国神经外科的先驱者——薛庆澄教授[J].中国脑血管病杂志，2005，2，(8)：1

[8] 张建宁、颜华.天津医科大学总医院医院发展史[M].天津：天津大学出版社2016.12，339—341。

[9] 于涵秋.赵以成 创业维艰，奋斗以成[J].中国卫生人才，2019.1：58—61

（李　牧　马景鑑　杜宏生　赵克明　王增光）

天津组织胚胎学科创始人——马仲魁

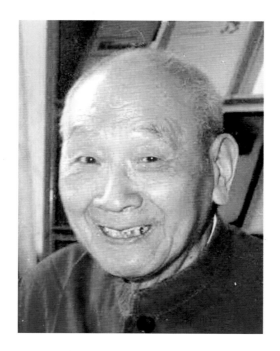

马仲魁（1911. 1. 9—1999. 6. 9）

马仲魁（1911—1999），组织胚胎学教授，博士，硕士生导师，天津组织胚胎学科创始人。马仲魁教授受其伯父马文昭（中国科学院院士、组织学家、医学教育家，中国组织学奠基人）影响从事解剖学研究，为祖国培养病理学人才。后从事组织胚胎学研究，擅长细胞微结构化学成分与染色剂化学反应后的成像效果研究。为当时（1950年）全国组织胚胎学研究专家。

1911年1月9日马仲魁生于河北省清苑县韦各庄村。

1933年毕业于当时军政部陆军军医学校医本科21期。

1933—1935 年在北京协和医学院解剖学科进修人体解剖学、组织学、神经解剖学及胚胎学。1935 年进修期满后，到南京陆军军医学校担任解剖学助教。

抗日战起，随校内迁，先去广州，继到桂林，终达安顺，历经讲师、副教授而升为教授(1943 年)。1945 年到西北医学院担任解剖学主任教授。

1947—1949 年在美国圣路易华盛顿大学医学院解剖学科从事研究工作，并参加人体解剖学的教学，1948 年获美国圣路易华盛顿大学医学院科学硕士学位(M. S.)，1949 年获哲学博士学位(Ph. D.)。从美游学归来，先在武汉大学医学院任解剖学主任教授兼教务主任。

1950 年 10 月 28 日，马仲魁教授出席中南军政委员会卫生部举行的第一届第一次会议。出席会议的还有唐哲(章元瑾代)、李赋京、林竟成、陈任、梁之彦(刘毓谷代)、姚永政(杨述祖代)、范乐成、周裕德、姚克方、齐仲恒、陈剑修。

1953 年调天津医学院任组织学胚胎学主任教授，承担起天津医学院首届新生第二学年组织学的教学任务。天津医学院成立时，携带从美国带回来的第一台显微镜和两千张病理玻片，开展组织胚胎教学，培养病理学人才。1953—1988 年在校任教，为天津医科大学组织胚胎学科创始人。培养了张乃鑫(天津医学院基础医学部主任、教授、硕士生导师)等优秀病理学人才。奠定了天津医学院组织胚胎学教学科研在当时全国的领先地位。

马仲魁教授曾任中国解剖学会理事、天津解剖学会理事长、河北省政协委员、天津市科协第二届委员。著作有论文、译著、教材及文摘共十余篇。曾任国立西北医学院教授兼主任、武汉大学医学院教授兼教务主任。多年来主要从事解剖学及组织胚胎学的教学和科研。发表论著十余篇。近年主译有《组织化学：理论和实践·卷一·制备与光学技术》(中国医药科技出版社)。培养硕士研究生 4 名。

马仲魁教授参与了 1978 上海第一医学院主编《组织胚胎学(供医学、儿科、口腔、卫生专业用)》全国高等医药院校试用教材编写。

马仲魁教授参与了 1981 年人民卫生出版社出版发行的《组织学》编写。

马仲魁教授入选吴仲强教授主编 1991 年湖南出版社出版的《中国当代自然科学人物总传》第二卷医学部分名人传记。

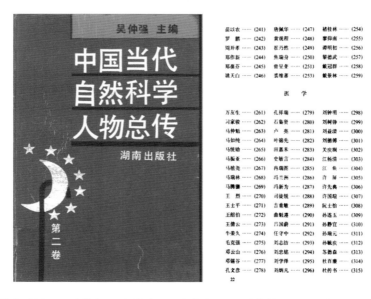

马仲魁教授入选《中国当代自然科学人物总传》第二卷医学部分名人传记

主持课题，扩宽科研

马仲魁教授主持"在鼠表皮生癌时，对真皮内弹力及胶原组织形态学及化学的研究"发表于《*Cancer Res.*》9：481～487，1949，曾引用于 *Cowdry*：*Textbook of Histelogy* 4th Edp. 547，1950。本研究主要目的是观察皮肤内弹性及胶原组织对上皮癌发生的关系。通过研究发现：松鼠皮上涂 MC 起癌时，真皮内之弹力及胶原纤维均行增加，到 30 天达到顶峰之后，弹力纤维逐渐消失，胶原纤维虽亦减少，但仍存留，即在已生成癌时仍有胶原纤维，如此真皮层组织液，因纤维吸收关系，亦必发生变化，这种变化以及真皮扩张力的变化，可能是恶性细胞侵入的因素。

马仲魁教授主持"组织疗法形态学研究之初步报告"，研究组织冷藏、高压、消毒及植入体内所引起的变化。本题是与武汉大学医学院合作。1951 年发表于中南医学杂志一卷七期。

马仲魁教授主持"人皮肤内弹力组织，因年龄所生的变化"，研究体皮肤内弹力组织因年龄所起的变化。结果发现，老年真皮内(78－94 岁)弹力组织显著减少。本文发表于：*J. Geront.* 5；203～210，1950。曾被引用于 *Lonsing* 的 *Problems of aging* 一卷内，*Wileiams and wilkinsce*，*Baltimore*，1952。

马仲魁教授主持"眉间梢上处与大腿内侧上部皮肤内弹性组织的研究"，研究肤内弹力组织由于裸露与被衣物遮盖所起的影响。本题是与中南同济医学院合作。1953 年发表于《解剖学报》一卷一期。

马仲魁教授主持"组织疗法与眼球内的琉璃醣碳基酸"，研究组织液对眼的作用。本题是与中南同济医学院合作。1955 年发表于《中华眼科学杂志》1 期。

翻译经典，发表论文

在繁忙的组织胚胎学工作中，马教授始终笔耕不辍，翻译了组织化学领域经典论著，发表了多篇论文。诸如：

马仲魁教授和郑仁风教授翻译 A. G. E. 皮尔士的《组织化学》，于 1959 年 4 月在人民卫生出版社出版发行。

马仲魁教授和郑仁风教授等翻译 A. G. E. 皮尔士的《组织化学》增订第二版，于 1965 年 3 月在人民卫生出版社发行。

马仲魁教授翻译 A. G. E. 皮尔士的《组织化学理论和实用》卷一：制备与光学技术，于 1985 年 3 月在人民卫生出版社发行。

马仲魁教授主译 A. G. E. 皮尔士的《组织化学理论和实用》卷二：分析技术，于 1990 年在中国医药科技出版社发行。

发表论文：*Morphological and Chemical Investigation of Dermal Elastic and Collagenic Tissue During Epidermal Carcinogenesis* (*Cancer Res.* 9：481 – 487，1949)。

《*Aging of Etastic Tissue in Human Skin*》(*J. Geront.* 5；203 – 210，1950)《眉间稍上处与大腿内侧上部皮肤内弹性组织之研究》(解剖学报，1953)，《组织疗法与眼球内的琉璃醣碳基酸》(中华眼科杂志，1955)，《狗胰乙区内有无甲细胞的初步探讨》(动物学报，1959)，《蜡片上显示大鼠组织肥大细胞的银染法》(解剖学通报，1964)，《血清碱性磷酸酶的组织化学显示》(中国解剖科学会，1964)，《人胎儿胸腺的内分泌细胞》(中国解剖科学会，1978)，《初生儿周围血中的特殊细胞》(中国解剖科学会，1980)，《肥大细胞马氏银染法的电镜观察及其染色机制探讨》(解剖学杂志，1985)等。

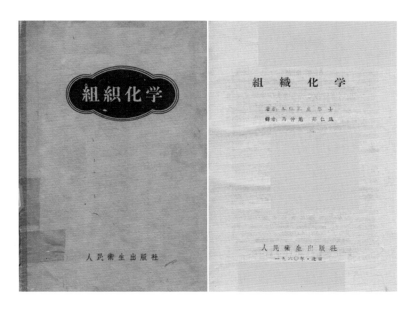

马仲魁教授和郑仁风教授等翻译 A. G. E. 皮尔士的《组织化学》，于 1959 年 4 月在人民卫生出版社出版发行

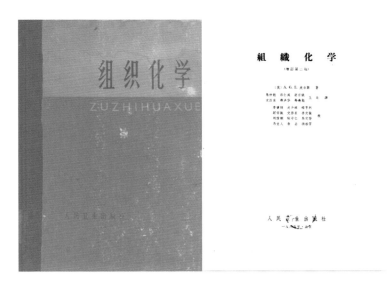

马仲魁教授和郑仁风教授等翻译 A. G. E. 皮尔士的《组织化学》增订第二版，于 1965 年 3 月在人民卫生出版社出版发行

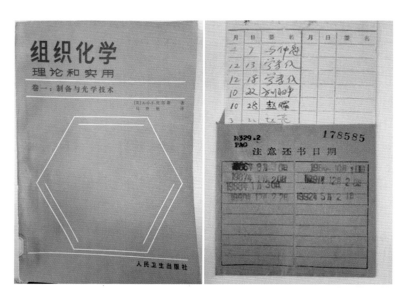

马仲魁教授翻译 A. G. E. 皮尔士的《组织化学理论和实用》卷一：制备与光学技术，并于 1985 年 3 月在人民卫生出版社出版发行。马仲魁教授于 4 月 7 日借书阅览学习

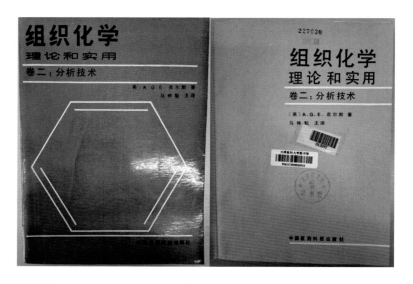

马仲魁教授主译 A. G. E. 皮尔士的《组织化学理论和实用》卷二：分析技术，并于 1990 年在中国医药科技出版社出版发行

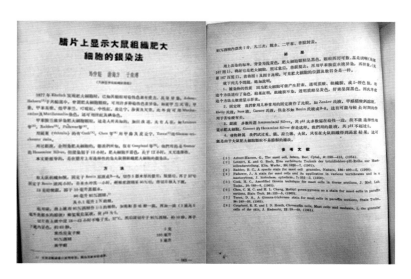

马仲魁教授和游海方、于荣溥于 1964 年在解剖学通报发表《蜡片上显示大鼠组织肥大细胞的银染法》论文

参考资料

［1］马仲魁教授之子马洪先生提供材料.

［2］吴仲强. 中国当代自然科学人物总传. 第二卷［M］. 湖南出版社,1991.

［3］中国解剖学会学术研讨会论文(1964，1978，1980).

［4］王正伦主编. 天津医学院院史 1951—1991［M］.

［5］全国高等学校已完成的重要科学研究题目汇编 第 1 集［M］.

［6］李智编. 华中科技大学纪事［M］. 2012 10 月 28 日建校委员会.

（叶伟胜　王　凯　李征坡）

天津耳鼻喉科二位元老
——王世勋、林必锦

为耳鼻喉科贡献一生的科学家——王世勋

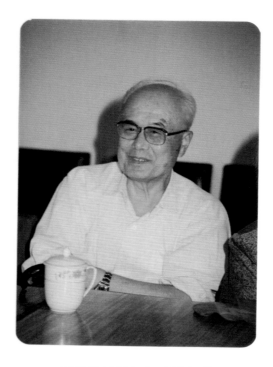

王世勋(1911.9—1996.5)

王世勋(1911.9—1996.5)，男，汉族，山东省青州市人，我国著名耳鼻喉外科专家。1931年进入齐鲁大学医学院，1938年毕业，并获得加拿大多伦多大学医学院医学博士学位。1938—1946年历任齐鲁、华西、中央大学三所大学联合医院（存仁医院）眼耳鼻咽喉科医师、主治医师兼讲师；齐鲁大学医学院耳鼻咽喉科代理主任。1946年随校迁返山东，绕道天津，被天津中央医院聘为眼耳鼻咽喉科主任。1949年新中国成立后仍任天津中央医院（1950年4月正式更名为天津市立总医院）耳鼻咽喉科主任。天津市立总医院耳鼻咽喉科在1950年成立病房，1951年天津医学院成立后，建立了耳鼻咽喉科教研室并任主任、二级教授。在20世纪50年代，他就成为了一名共产党员，而且始终坚信党的正确领导。

王教授学识渊博，精通耳鼻咽喉科基础理论，临床经验极为丰富，熟练掌握耳鼻咽喉科疑难疾病的手术及处理，特别对鼻腔、鼻窦、咽喉部疾病的处治有独特的见解。他十分重视研究耳鼻咽喉科疾病与全身疾病的复杂关系，如中耳炎颅内并发症，咽部和颈部肿块的关联等。他善于吸收新知识，在国内首创鼻咽腔置镭，1942—1944年共治疗36例鼻咽部肿瘤，随访观察最长者达25年。1950年创用鸦胆子油治疗喉乳头状瘤，取得良好效果。1961年在王世勋主任的带领下，建立了耳鼻喉科实验室，从此开始了系统、科学的耳鼻咽喉相关研究。20世纪80年代初期，在王世勋和王燕楷两位教授的带领下，建立了耳鼻喉科测听室，拥有当时国内技术领先的听力仪器——纯音测听及眼震电图仪，为当时进行耳科常见疾病及相关疾病的诊断提供了科学、准确的依据。1976年出版《耳鼻咽喉科手术学》（天津人民出版社），内容丰富，深入浅出，成为耳鼻喉科医师必备参考书，多次再版发行。参加了《中国医学百科全书》（上海科学技术出版社）耳鼻咽喉科学部分条目的撰写，以及耳鼻咽喉科全书《鼻科学》《气管食管学》（上海科学技术出版社）的编写，主编了《耳鼻咽喉科手术失误》（武汉出版社）。从1944年至今已在《中华医学杂志（英文版）》《中华耳鼻咽喉科杂志》《天津医药》等发表学术论文数十篇。

王世勋教授医德高尚，技术精湛。待病人如亲人，全心全意为他们排忧解难。他对常见病十分重视，从不因病小而马虎，从中纠正了难以数计的误诊和漏诊。他总是在对疾病诊治的同时又注意对病人宣传预防知识，降低了发病率。他对罕见的疑难绝症一直是知难而进，救治了不少已被宣判为不治之症的病人。在他70岁高龄之年，亲自为一女孩的颞部巨大肿瘤做手术，挽救了她的生命。1953年他为一刚出生的男婴成功地切除了咽部、鼻腔内巨大的寄生胎，这在国内为首创。患儿术后恢复发育良好，随访至中学毕业参加工作，这样长期的随访国内也屈指可数。

王世勳教授历任中华医学会耳鼻咽科学会常委、中华人民共和国卫生部医学科学委员会耳鼻咽喉科学专业委员、天津市医学会耳鼻咽喉科学会主任委员、《中华耳鼻咽喉科杂志》编委、《国外医学耳鼻咽喉科分册》编委、中华聋哑人福利协会天津市分会委员、天津听力障碍康复中心名誉主任等职务。他关心聋哑人的疾苦，不断呼吁提醒医务界防止用药不当导致耳聋；极力支持天津听力障碍康复中心的成立，并指导工作，开展国际交流，使该项工作获得联合国儿童基金委员会的好评与资助。

王世勳教授治学严谨，坚持实事求是。凡是对事业有利的事，他都全力支持，热心指导；把自己的临床经验毫无保留地传给后人，甚至把科研成果让给他人，甘做无名英雄，他培育人的特点是要求严格，大胆支持和使用，鼓励钻研创新，要求做到青出于蓝而胜于蓝。现在他所培养的耳鼻咽喉科专业人才，大部分已成为本专业的骨干力量，遍布各地，可谓桃李满天下。

王世勳是经历了旧社会苦难的知识分子，坚强的科学家。新中国建立初期，不顾个人正在患病而率队参加抗美援朝医疗队。他平易近人，关心人民疾苦，60年代初期到农村严重灾区与人民同甘共苦。为人坦率、直言不讳、坚持真理是他极为可贵的品质。

王世勳教授因年事已高，主动退居二线后，仍坚持带研究生，撰写整理自己一生的临床、教学、科研工作经验，坚持查房和门诊工作，为祖国的现代化贡献全部光和热。王教授虽已逝去，但精神永远激励着耳鼻喉科同仁。

王世勳教授出版的论著和发表的论文

[1] 王世勳,王燕楷. 耳鼻咽喉科手术学. 第1版[M]. 天津:天津科学技术出版社,1976年1月;第2版1999年.

[2] 王世勳,赵绰然. 咽鼓管圆枕形态分析[J]. 中华耳鼻咽喉科杂志,1989,24(1):30-31

[3] 王世勳,王燕楷,戴中芳. 鼻咽腔血管纤维瘤44例的治疗经验[J]. 天津医药,1974(08):380-384.

[4] 王世勳,陈育良. 鼻咽部脊索瘤颈淋巴结转移[J]. 中华耳鼻咽喉科杂志,1965,11(2):103-104

［5］王世勳，王燕楷．听力障碍与克汀病［J］．中华耳鼻咽喉科杂志，1964，
10（2）：79－82

［6］王世勳，赵鸣之．20495 例耳鼻咽喉科门诊发病率的统计［J］．天津医药
杂志，1961（02）：95－98.

［7］王世勳，王燕楷．腮器囊肿与外耳道瘘［J］．天津医药杂志，1961（02）：
91－93＋139.

［8］王世勳，陈守毅．副鼻窦金属异物（附病案 6 例）［J］．中华耳鼻咽喉科
杂志，1958，6（5）：373－375.

［9］王世勳．蝶窦创伤性尿崩症（附病案 1 例）［J］．中华耳鼻咽喉科杂志，
1958（02）：113－114＋112.

［10］王世勳，王燕楷，赵孔．鼻恶性肉芽肿（病案 1 例）［J］．中华耳鼻咽喉
科杂志，1957（03）：217－223.

［11］王世勳，赵绰然．苍耳子治疗变态反应性鼻炎的初步报告［J］．中华耳
鼻咽喉科杂志，1956，4（2）：85－86.

［12］王世勳，陈守毅，郁鹤轩．鸦胆子油治疗喉乳头状瘤之初步报告［J］．
中华医学杂志，1954，40（1）：22.

［13］赵金城，王世勳，田庆润，陈育良．颅侧联合进路切除颅底肿瘤［J］．
中华耳鼻咽喉科杂志，1993，28（4）：202－203

［14］王燕楷，赵金城，只炳元，王世勳．后鼓室切开术在耳外科的应用［J］．
中华耳鼻咽喉科杂志，1984，19（1）：1－5

［15］陈守毅，王世勳．气道与食道之异物（200 病例之临床分析）［J］．中华
耳鼻咽喉科杂志，1954，2（2）：103－112.

［16］赵绰然，王世勳（指导）．食道创伤剥脱性食道炎（附病案 4 例）［J］．中
华耳鼻咽喉科杂志，1956，4（3）：199－204

（黄永望）

我国著名耳鼻咽喉头颈外科专家——林必锦

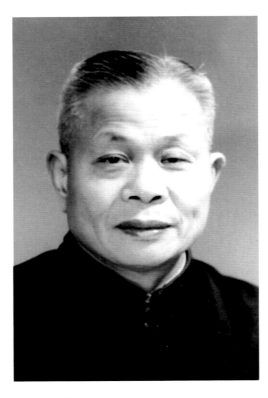

林必锦（1911.11.21—1996.06.30）

林必锦（1911.11—1996.06），福建省永福（今永泰县）人，我国著名耳鼻咽喉头颈外科专家。

1929—1933 年：福建协和大学理学学士。

1933—1938 年：北京协和医学院医学博士。

1942—1943 年：北京协和医院医师、协和医学院助教、北京中央医院耳鼻喉科主任。

1944—1953 年：先后就职于天津恩光医院、天津马大夫医院、天津人民医院(现天津市肿瘤医院)及华北纺管局第一医院。

1953—1956年:天津市人民医院耳鼻喉科主任、天津医学院教授。

1956—1996年:天津市第一中心医院耳鼻喉科主任。1958年加入中国共产党。1978—1989年:任天津市第一中心医院耳鼻喉研究室主任。

1989年:天津市耳鼻喉研究所首任所长。

九三学社社员、享受国务院政府特殊津贴专家。

贡献功绩

(1)1956年于天津市第一中心医院成立之初创建耳鼻喉科并任科主任;1989年成立天津市耳鼻喉科研究所并任所长。

(2)主持完成了多项全国领先的手术,包括:创制金属橄榄头式食道引线扩张探子,解决了食道烧伤瘢痕狭窄的扩张手术难题(1956);内耳开窗术治疗耳硬化症(1952);在国内较早开展镫骨切除术;上颌骨截除治疗上颌窦癌,为解决术后瘢痕挛缩引起面颊塌陷畸形,影响咀嚼,安置义齿腭托(1956);喉切除同期颈淋巴清扫治疗喉癌,防止单纯喉切除后癌瘤淋巴转移扩散;颞骨切除联合面神经和副神经吻合术,治疗中耳癌(1965);颌面联合切除术治疗筛窦癌瘤;下咽癌、颈段食管癌切除、胃咽吻合等手术(1973);喉全切除气管食道吻合,应用黏膜管发声重建术(1977);经鼻中隔蝶窦入路切除垂体腺瘤(1970)等。

(3)临床医疗创新不断,教学科研成果累累。1957年开始培养进修生,1972年开办多期耳鼻喉专科进修班,培养进修人员二百余人,遍布全国29个省市自治区,促进了我国耳鼻咽喉科专业的发展进步。

科技成果及著作

[1] 林必锦. 喉切除传统性与功能性颈淋巴廓清术(附58例初步分析)(摘要)[J]. 中华耳鼻咽喉头颈外科杂志,1983,18(2):84 - 84.

[2] 林必锦. 喉切除发声重建术[J]. 中华耳鼻咽喉头颈外科杂志,1981,16(3):154 - 155.

[3] 林必锦. 喉全切除及颈淋巴清除术一期举行治疗喉癌初步报告[J]. 中华耳鼻咽喉头颈外科杂志,1964,10(2):121 - 125.

[4] 林必锦,耿崇实. 鼓室成形术110例分析报告[J]. 中华耳鼻咽喉头颈外

科杂志，1964，10(4)：227 - 231.

[5] 林必锦. 中耳成形术 60 例的分析[J]. 天津医药，1963(10).

[6] 林必锦. 上颌窦癌瘤(附病案报告 18 例)[J]. 中华耳鼻咽喉头颈外科杂志，1958，6(2)：106 - 111.

把一生奉献给祖国的医疗健康事业

林必锦是从福建永泰的一个没落的家庭中走出来的"贫困生"。贫困的家境，没有压垮林必锦的精神，反而激发出他发奋读书的动力。在家人和亲友的鼎力支持下，两年之后，抱定医学救国的林必锦以优异的成绩考入北京协和医学院。一代名医林必锦，不辞辛劳，事事以病人为要，上山、下乡、援非，将健康与温暖带给更多的家庭，终生奉献于医疗健康事业。

事件一：

医生的生活，就是每天和各种各样的患者打交道。患者的心情都是迫切的、紧张的，而医生则需要十足的坚韧与笃定，并把坚韧与笃定传导给患者，但这需要医生的自信，这种自信来自丰厚的知识、坚强的意志与以往的历练。一次，一名双耳失聪的病人神情慌张地找到林必锦，痛苦地哀求他为自己解除病患。林必锦经过对患者的细心诊断，认为患者属于"耳硬化症"，应该进行内耳开窗手术。问题是当时医院设备十分简陋，根本不具备手术条件。但一种对患者极端负责的精神让林必锦还是收下了这个病人。他一边改造医疗器械，一边构思手术方案。基于过去经常"半工半读"的历练，他的动手能力很强。没有电钻，就亲自动手将一台破旧的牙科钻改造一下代替；没有合适的手术放大镜，就找来普通的放大镜片代替；没有测听器，就找个音叉来代替……他克服了治疗中遇到的一系列困难，终于为患者成功地做了内耳开窗手术，患者失聪的双耳终于听到了声音，他激动万分，流着眼泪反复说着一句话："谢谢林大夫！"

事件二：

林必锦救人，不分时间、不分场合、不分专业，只要是自己能做的，就绝不推辞。有一次下乡为农民开展医诊服务，隆冬时节，北风呼啸，天空飘起小雪。林必锦刚刚送走一位患者，突然一个小伙子急匆匆跑来，气喘吁吁地说他老婆生孩子出现危险，请林医生务必前去看看。林必锦是耳鼻喉专业的外科医生，哪有妇产科的经验？但他看着小伙子焦急的神色，果断答应前往。此时，他心中想的就是治病救人。作为医生，他把这一点看得至高无上。虽然没有经验，但涉及妇科的一般医学知识他还是有的。于是，他收拾好药箱，带好必要的器械，跟随小伙子走进了风雪之中。其实，林必锦有所不知，小伙子是闻听津城著名医学专家来乡下服务，特地远道而来。林必锦竟然跟着小伙子连搭车带步行一走就是70里。一路上小伙子一直抱歉说："对不起林医生，让您辛苦了，太感谢了！"林必锦回答："现在说感谢的话，还为时过早，咱们先去救人吧！"。待他们赶到目的地，林必锦已是满头热汗，前胸后背早已湿透，但他顾不上休息，迅速戴上消毒手套，在农家的土炕上为胎盘滞留长达10多个小时、已经生命垂危的产妇做了手术，成功地挽救了生命。

参考资料：《天津市当代专家名人录》

（黄永望）

天津神经内科学的发展及创始人
——苏瑛

一、中国脑系学科的诞生地，神经内科专业的摇篮

1938 年苏瑛毕业于北京协和医学院，20 世纪 40 年代任职于北京协和医学院，抗日战争爆发后北京协和医学院关闭，他返回到天津从事神经精神科临床工作，这就是中国神经科的雏形。

1949 年 1 月 15 日天津解放，1950 年 4 月天津中央医院正式更名为天津市立总医院。1952 年 5 月，赵以成放弃私人行医，正式进入天津市立总医院工作，创立了全国第一个脑系科。

1953 年，国家卫生部决定委托天津市立总医院脑系科举办脑系外科进修班，医院购置一批专科设备，1953 年 2 月全国第一届脑系外科进修班正式开学。来自协和，湘雅，华西等 15 所医学院的 23 名正式学员（一年期 13 名；半年期 10 名），旁听生和参观生各 2 名。要求培训或进修学习的学员必须是主治医师以上的职称。进修班由朱宪彝教授担任班主任，主讲老师赵以成，李光（李宝光），基础教学有苏瑛，吴恩惠，陈世畯，袁佳琴等教授一起参加神经内科、神经影像和神经眼科等内容。薛庆澄（主治医师）和王忠诚（住院总）协助组织安排教学、教具和标本等设备工作，同时也参加学习班学习。至"文革"前赵以成、苏瑛教授等举办了多期培训班，他们当中的大多数人后来都成为我国神经科学的中流砥柱。

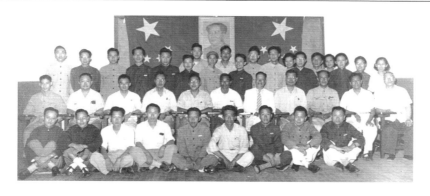

　　1953 年中央卫生部委托天津市立总医院主办全国第一期神经外科进修班全体学员老师合影，中排座位的老师有朱宪彝、万福恩、赵以成、李光、雷爱德、武惠、闫承先、薛庆澄等。后排有王忠诚、王宝华、浦佩玉。进修医生有尹昭炎、曹美鸿、戈治理、赵仰胜、侯金镐、李通、易声禹等

　　后期进修班学员来自全国各地，包括新疆学员，进修班结束后，神经科学（脑系学科）就像种子撒向全国各地，所以天津医学院附属医院被称为中国脑系学科的发源地和人才培养摇篮。前期赵以成、苏瑛等举办了多期培训班，后期直到改革开放之前共举办 19 期，他们当中的很多人成为我国神经科学的中坚力量，为国家神经科学（脑系学科）发展作出了较大贡献。

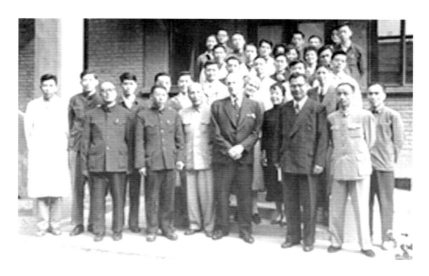

　　1962 年应毛泽东主席邀请，白求恩的同事、赵以成的老师、加拿大蒙特利尔神经病学研究所第一任所长潘菲尔德教授和夫人访华参加国庆庆典后，来津参观天津医学院附属总医院脑系科，在病房门前与脑系科全体医生合影。前排右 3 位赵以成教授，左 3 位苏瑛教授

二、天津神经内科的建立

1952年5月天津医学院附属医院神经内科成立，当时以原来苏瑛工作的神经精神科为基础，赵以诚教授（神经外科）、苏瑛教授（神经内科）等人为学科奠基人，还有薛庆澄、陈世峻等神经病学精英在天津市率先建立了我国第一个神经外科兼神经内科的脑系科，它是中国较早建立的神经科临床基地，也是天津市神经病学学科的发源地。当时病房设有60张专科床位，其中43张是脑系外科的病人，配有当时最先进的脑电图等专科设备。学科建成后，受卫生部委托，创办了天津医学院附属医院脑系科进修班，为全国各地和部队培养了大批神经内、外科专业人才，其中大部分已成为当地神经内科的学科带头人或骨干力量，为发展我国神经内科专业输送了大量人才。直到2000年天津医学院更名为天津医科大学，医院也被命名为天津医科大学总医院。

三、神经内科专业创始专家介绍

1. 苏瑛

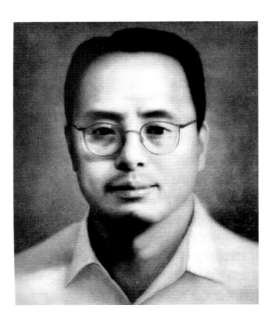

苏瑛（1915－1972）

（1）苏瑛，男，1915年出生，我国著名的神经病学专家，是天津医科大学总医院神经内科的创始人之一。1938年毕业于北京协和医学院，20世纪40年代任职于北京协和医学院，抗日战争爆发后北京协和医学院关闭，他返回到天津从事神经精神科临床工作，1956年至1972年任天津医科大学总医院神经内科主任。多年来苏瑛教授从事神经精神科的医疗与教学工作积累了丰富的临床经验，特别对癫痫（早期称为dianjian）持续状态的处理及癫痫的发病机制有深入研究，并制订了治疗癫痫持续状态长期遵循的方案．取得了良好疗效，挽救了众多危重病人。他还为天津市及全国培养了许多神经内科专业人才，是天津医科大学总医院神经内科的奠基人，为学科发展作出重要贡献。

（2）陈世畯教授的学生提供的资料：苏瑛主任1942年前就职于北京协和医院神经科。1941年末，日本发动太平洋战争，对英、美正式宣战。日方在北京接管了协和医院，当时有很多北京协和医院的医生到天津从医。苏瑛主任也到天津开诊，并协助许英魁教授建立北京大学神经精神科，往返于京津两地工作。

1952年，协助赵以成建立天津市立总医院脑系科。下面这张照片就是1953年苏瑛与赵以成及其同事，在天津总医院脑系科的合影。

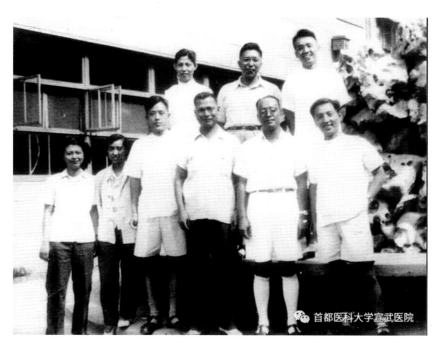

1953年天津医学院总医院脑系科建科基本成员合影：自右至左：前排：陈世畯、苏瑛、赵以成、王忠诚、邓琳、罗珠泉。后排：方都、李光、薛庆澄

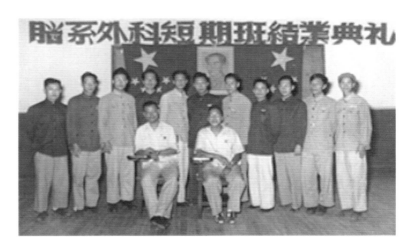

第一期进修班中短期班结业典礼与老师赵以成、李光合影

下面这张照片是 1955 年苏联专家阿鲁秋诺夫来天津访问，照片中是苏瑛及天津总医院脑系科同事与苏联专家合影。

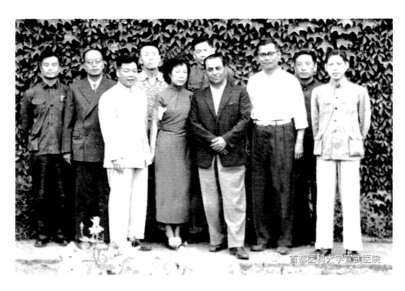

为 1955 年苏联专家阿鲁秋诺夫来天津访问，和脑系科医生合影，后排左起第 2 位是苏瑛

（3）陈世峻教授的学生介绍说，1960 苏瑛主任在天津总医院建立癫痫专科门诊，创中国神经科癫痫专科的一代先河。陈世峻是苏瑛主任团队的核心成员。

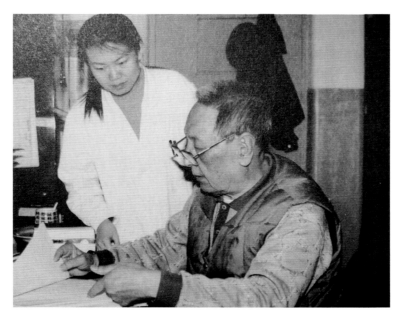

陈世畯教授指导学生论文

陈世畯教授临床上发扬了苏瑛的传统，他多次在科室查房中追忆苏主任的临床风范。陈教授在 90 年代已是著名癫痫专家，但对癫痫的诊断非常谨慎，在一次疑似癫痫的案例中，陈主任认为虽然有脑电图支持，但临床发作的观察不足以支持癫痫诊断，未轻易下结论和使用癫痫药物，而是叮嘱负责医生和家属注意进一步观察。他说，苏主任早年就说过，不要轻易地给病人带上"癫痫"的帽子，一是因为很多病人只是一过性的，另外癫痫的帽子会给病人和家属带来社会和精神压力，我们在看病时，要关心这个病人以后的生活。科里年轻大夫给一位癫痫门诊病人开了对症的药，但后来病人发生药物副作用，是因为没有充分了解到该病人复杂的家族病史……陈主任及时发现并采取措施纠正了用药，他并没有特意批评年轻大夫，陈老说，我年轻时也犯过错，苏主任也是这样帮过我，苏主任说过，一个医生的成长，是要经历各种挫折的……我们要帮助年轻大夫成长。总医院脑系科，就是由赵以成、苏瑛这样的前辈创立了良好风范，影响了几代神经科人。

（4）学科发展受挫：1966 年"文革"运动严重阻碍了天津总医院脑系学科的发展，赵以成教授，苏瑛教授等一批知名专家遭受覆盆之冤被戴上了"资产阶级反动学术权威"的帽子，停止工作，下放劳动，扫地做卫生。同时失去了人身自由和话语权。当时，不仅神经科、各个医院乃至全国的管理与医疗工作一片混乱、知识荒废、学术毁弃，教学及科研也被迫停止。1972 年苏瑛教授与世长辞，享年 57 岁。

（5）苏瑛发表的文章

[1] 苏瑛，杨露春．脑干肿瘤[J]．天津医药杂志，1962.4（12）:702 – 707.

[2] 江德华，苏瑛，肖荣武 神经衰弱患者的脑电图研究[J]．天津医药杂志，1963.1（1）：15 – 20.

[3] 苏瑛，脑血管疾患的某些问题[J]．天津医药杂志，1964. 6（1）:69—75.

[4] 苏瑛，癫痫连续状态[J]．天津医药杂志，1964. 6（8）:622—624.

[5] 苏瑛，格林—巴利综合病症[J]．天津医药杂志，1964.6（12）:1017—1021.

（6）苏瑛教授在天津档案馆资料

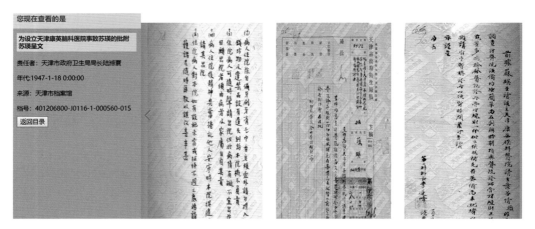

为设立天津康英脑系医院事致苏瑛的批文，附苏瑛呈文。1947 年 1 月 18 日
责任者：天津市政府卫生局局长陆滌寰；结果：批复医院暂称诊所，暂时开业

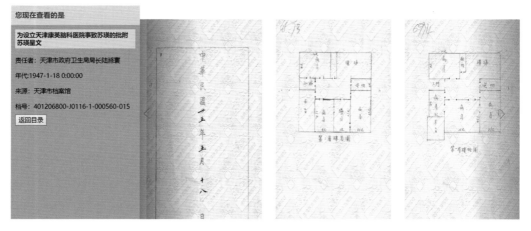

天津康英脑系医院申请病房规划图

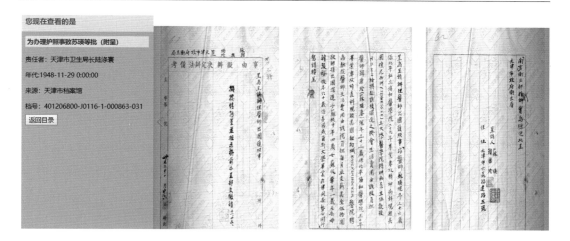

为苏瑛等出国深造办理护照的申请及批复。1948 年 11 月 29 日

2. 陈世畯

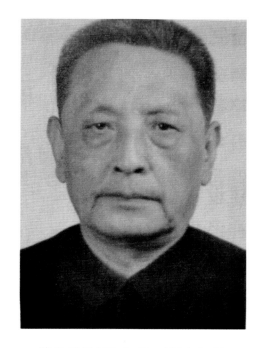

陈世畯（1923.1.23 – 2004.3.6）

　　陈世畯，我国神经内科创始人之一，我国著名神经病学专家、癫痫病学专家，早年在哈尔滨医学专科学校就读，因参加反日活动，被日方追捕，离校肄业。后赴沈阳就读于盛京医学院，1948 年毕业于辽宁医学院（盛京医学院

在 1945 年后更名为辽宁医学院），1949 年任天津中央医院内科医师，1952 年开始从事神经内科的临床、教学和科研工作，历任神经内科主任、神经生理研究室主任、神经内科教授。陈教授在医学院讲课非常受欢迎，每每迎来学生们的热烈掌声。每次讲课后，学生们都有意犹未尽的感觉。

除神经内科临床外，陈世畯教授重点研究儿童时期难治性癫痫（婴儿痉挛症），积累临床资料达五百多例，研究涉及婴儿痉挛症的神经生理（脑电图定量特点、混沌分析等）病理生理、神经生化、神经影像以及临床症状学和病因学理论，并率先提出"脑干为责任病灶"这一婴儿痉挛症发病机制的假说。他在国内外著名学术刊物共发表论文五十余篇，先后参与《内科学》神经精神分册、《老年神经病学》等专著的编写工作，译著有《癫痫新知》（原著者是加拿大著名癫痫病学家 Wada 教授）。

陈世畯教授在 2000 年所著的《婴儿痉挛症的基础与前沿》是当今世界该领域仅有的三本专著之一。作为研究生导师，他培养研究生 18 人，并为国各地培养大批神经科专门人才，为神经科学发展作出了重要贡献。陈世畯教授曾任中华医学会神经精神科学学会理事及顾问、中国脑电图及神经生理学会常委、中国—威康医学科学委员会委员。

3. 杨露春

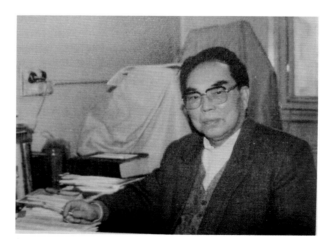

杨露春（1923.9.1—2009.4.6）

杨露春，江苏镇江人，著名的神经病理学专家，享受国务院政府特殊津贴。1954 年毕业于浙江大学医学院，后在神经内科工作，曾任神经内科副主任、主任、教授、硕士研究生导师、天津市神经病学研究所神经病理室主任、神经流行病学研究室主任。

他在近 50 年的医疗、教学与科研工作中,特别是在脑血管病病理及动物实验枝型方面的研究成绩卓著。他在国内外刊物上发表学术论文 50 余篇,主编了《实用神经病学(2009 年)》第 1、2 版,参与编写了《神经内外科手册》,培养了硕士研究生 22 人。杨露春教授曾任中华神经科学会神经病理分会副主任委员、中华医学会神经科分会常委以及《中华神经科杂志》《中国临床神经科学杂志》《中风与神经疾病杂志》《临床神经病学杂志》《脑与神经疾病杂志》等编委,且已被英国剑桥国际传记中心编入 23 版《世界名人录》。

4. 江德华

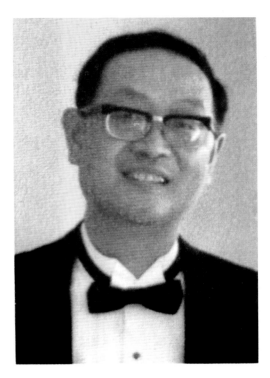

江德华(1931.4.26—1996.3.4)

江德华,福建惠安人,博士生导师,著名神经病学专家,享受国务院政府特殊津贴,1954 年毕业于上海第一医学院,毕业后分配到天津医学院附属医院(天津医科大学总医院前身)工作,1960 年开始创建神经化学实验室,1986年任天津医科大学总医院院长、神经内科主任,1991 年任天津市神经病学研究所所长,是我国神经病学生化专业的创始人之一。江德华教授从事医疗、教学及科研工作四十余年，研究重点是有关运动紊乱疾病和缺血性脑血管病的发病机理、诊断及治疗等，他在运动紊乱疾病的化学病理及防治研究方面有很高的造诣，对帕金森病和脑缺血的分子病理机制研究成就卓著。他曾承担国家自然科学基金 3 项、卫生部"七五"重点攻关项目 1 项、天津市自然科学基金 1 项、天津市教委重点项目 1 项；获得卫生部科技进步二等奖 1 项、天津市科技进步三等奖 3 项：1990 年筹办"亚太地区神经化学学会"，1986年、1993 年 2 次主持承办全国临床神经化学年会 1992 年主持中日医学大会神经科部分；在国内外期刊发表论文 122 篇主编专著 1 部，参编专著 6 部；作为导师，培养博士研究生 7 人、硕士研究生 22 人。

　　江德华教授曾任美国哥伦比亚大学神经病学科客座副教授（1980—1982年）、亚太神经化学学会理事、中华医学会神经精神科学学会副主任委员、中华医学会天津分会副会长、天津神经科学学会理事长等，担任《中华神经科杂志》副主编以及美国 *Molecular and ChemicalNeuropatholoy* 和《中华医学杂志》《中国神经精神疾病杂志》《中国慢性病预防与控制杂志》《临床神经科学》《临床神经病学杂志》《临床实用神经疾病杂志》《脑与神经疾病杂志》等10 余本国内外杂志编委，因他在神经病学及临床神经化学领域的业绩，1991年被英国剑桥国际传记中心《世界名人录》收录。

　　5. 浦佩玉

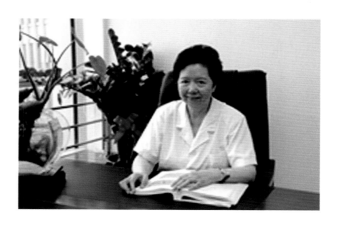

浦佩玉（1933. 12. 1—）

　　浦佩玉，1933 年 12 月出生，上海市人，博士研究生导师，天津市荣誉授衔神经外科专家，天津医科大学总医院终身专家。曾任天津医科大学总医院神经外科副主任、天津市神经病学研究所神经肿瘤研究室主任。

1954年于上海第一医学院毕业,先后从事神经内、外科工作,基础理论知识扎实,临床实践经验丰富,熟练掌握常见及疑难病的诊断和治疗,重点研究神经外科最常见而难治的脑胶质瘤。她在国内首先开展胶质瘤的经典化疗药物BCNL(卡莫西汀)化疗、动脉内化疗、间质内近距放疗及微波热疗等研究。

曾主持完成国家自然科学基金课题研究8项,卫生部科研课题研究1项,天津市科委及教委科研课题研究8项。曾获天津市科技进步一等奖2项(分别为第一及第二完成人)、二等奖3项、三等奖4项。先发表论文390篇;SCI收录100篇,其中第一作者及通讯作者292篇,参编国内、外专著15部,主译专著1部。培养研究生57名,其中博士生33名,硕士生23名,博士后1名。其中多数已成为当地或所在单位学术带头人或学术骨干。

浦佩玉教授曾担任十几个中外文杂志编委。1991年她被评为天津市授衔神经外科专家,享受国务院政府特殊津贴,1997年被评为天津市荣誉授衔神经外科专家;曾被授予天津医大学科学研究突出贡献奖,天津市卫生系统优秀科技工作者,天津"十五"立功先进个人,天津市劳动模范,全国总工会"全国先进女职工",中国女医师协会"女医师杰出贡献奖"等。

四、神经内科专业的发展

20世纪中期成立的天津总医院神经内科,经过赵以成(神经外科)、苏瑛(神经内科)等前辈的创始,开创了中国脑系科专业先河,在20世纪后期经过江德华、陈世峻、杨露春教授为代表的的第二代神经内科专家的不懈努力,以及第三代神经内科专家程焱、王凤楼、戴志华、张本恕、田桂玲、周广喜、于士柱、谢炳玓等,神经病学专业得到迅速发展。

据不完全统计,截至2021年,天津市全市范围设置神经内科专科的医院多达41家,展开床位1946张,医生484人。还有一些医院没有设置神经内科专科(神经康复或大内科),但是从事与神经内科相关的专业医疗服务,神经内科床位及从业医生人数应当是很大的群体。现在也有部分医院神经内外科合并在一起再次建立脑系科,轮回到创始人赵以成,苏瑛教授开始的初衷。天津医科大学总医院神经内科现有医护技人员150人,其中正高级职称11人,副高级职称17人,现有床位168张。

1980年,经天津市人民政府批准,建立了天津市神经病学研究所,神经内科领域设有神经化学和分子生物学研究室、神经生理研究室、神经病理研究室、神经流行病学研究室。此外，还设有脑电图、肌电图、血液流变学、B超多普勒等临床实验室和脑血管病实验室。同时，在全国最早设立癫痫专病。1986 年成为神经病学硕士学位授予点，1990 年成为神经病学博士学位授予点，兼有博术后流动站。1996 年天津医科大学总医院成为国家"211 工程"重点建设学科，2006 年 1 月通过国家验收。1997 年获得国家级神经病学临床药理试验基地资格，先后承担二十余项国家一、二类国家级新药临床试验，并于 2005 年 3 月通过国家药监局复审。

2011 年 3 月，天津医科大学为促进神经内科发展，重建神经内科在国内的学术地位，施福东教授接任天津医科大学总医院神经内科主任，成立神经免疫中心，包括神经免疫研究室和神经免疫病房。在规范神经系统自身免疫性疾病临床诊疗工作的同时，引入国际上先进的诊断及治疗措施，搭建神经免疫疾病尤其是视神经脊髓炎及多发性硬化血清及脑脊液实验室诊断平台，促使该类疾病诊断水平达到国际化要求。率先开展的应用 Beterseron，Rebif，Rituximab 等免疫调节药物治疗中枢神经系统自身免疫性脱髓鞘性疾病项目，取得了很好的临床效果，让部分难治性视神经脊髓炎及多发性硬化患者病情得到有效控制，明显减轻了患者的疾病残疾程度。结合我国神经病学发展现状，迅速调整科研方向，更重视临床转化医学研究，围绕炎症和免疫反应与神经系统疾病开展了一系列临床与科研新项目。在脑血管疾病方面，在溶栓治疗流程化管理基础上，开展了包括血管内造影、动脉溶栓以及其他血管内介入治疗等更具进取性的治疗方案。科室还竭尽所能地大力发展癫痫和神经退行性疾病(老年痴呆症和帕金森病)亚专业。同时，科室还发展了包括外周神经疾病、睡眠障碍和遗传性疾病等多个亚专业，引进精神疾病专家后，心理卫生门诊更是蓬勃发展。

在神经免疫疾病诊治方面，特别是视神经脊髓炎领域，达到国际先进水平；在人才队伍建设方面，努力成为华北地区乃至全国承担神经病学临床医疗教学和高层次人才培养中心之一；加强并完善医疗质量管理，引进国内外先进的临床新技术，扩大临床辐射范围，成为具有鲜明特色和优势的神经病学学科。

特别是近期开展的血管介入技术，血管内支架、扩张术，血管内取栓术，急性脑卒中溶栓，免疫药物治疗技术等，颠覆了传统神经内、外科的界限，外科微创化,内科精准化,为赢得病人生命提供了极大帮助,让民众享受改革及科技带来的红利。

参考资料

[1] 张建宁,颜华.天津医科大学总医院医院发展史[M]. 天津:天津大学出版社,2016.
[2] 张建宁,颜华.天津医科大学总医院专家名人录[M]. 天津:天津大学出版社,2015.

（王　珩　张绍刚　肖　蕾　王琪　季　洁　胡锦华）

心血管专家、百岁老人——石毓澍

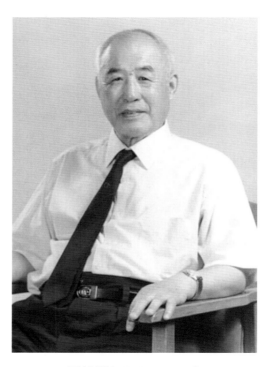

石毓澍（1918.1.12—）

石毓澍，男，汉族中共党员，九三学社成员。天津医科大学终身教授。1943 年毕业于法国里昂大学医学院，获医学博士。我国首批博士生导师，国家首批国务院政府特殊津贴专家。中华医学会 1994 年表彰的我国有突出贡献的老一代心脏病专家之一。任天津医科大学第二医院名誉院长、天津心脏病学研究所名誉所长。培养硕士生 16 名，博士生 8 名。从事内科心血管病临床与实验研究，创建天津市心导管检查技术和人工心脏起搏技术。发表或指导发表论文一百余篇，著有《临床心律学》等十余部书籍。曾任天津市政协常委，中华医学会副会长，天津市医学会会长，《中华内科杂志》副主编，《天津医药杂志》主编等三十余项学术职务。曾获全国优秀教育工作者、天津市优秀党员、优秀教师、天津市特等劳模，荣获全国"五一"劳动奖章，全国第十一次工会代表大会代表等荣誉称号。天津市高校教书育人先进教师等荣誉称号，被天津市政府授予"伯乐奖"。

石毓澍是我国著名心血管专家，是天津心脏病学研究所创始人，一位杰出的医学教授、著名医学教育家，他为心脏病学科呕心沥血，挽救了无数垂危病人的生命。将自己精湛的医疗技术和渊博的知识奉献于病人，以高尚的医德和良好的态度温暖着病人，石教授不仅是一位医术高明的医生，更是一位医德高尚的长者。什么都不能阻挡他在医学上前进的脚步，唯有在崎岖坎坷的道路上攀登，生命才能发出耀眼的光华。老人家对我国心脏内科的贡献还不是他的根本目的，而他对病人的一腔热情和爱心，这才是他不断创新进取的原动力，也是他作为医学家的魅力所在。

一、百年崎岖路，豁达看人生

石毓澍教授 1918 年 1 月 12 日出生于北京，祖籍天津杨柳青。

石毓澍 1937 年 8 月 8 日出国留学，那年他 19 岁。"1937.8.8."这串看似平常的数字，却代表了他永远铭记于心的日子。因为那一天，他的人生，开启了出国求学的崭新篇章，也为他日后的成就，奠定了坚实的基础。石老在法国生活了 8 年，1944 年秋天从法国里昂大学医学院毕业，获医学博士学位后回国。二战期间在欧洲留学，对每个在战区留学的人来说都是非常艰苦的事情。老人家在回忆这段经历时说："算起来，我这一辈子至少有五分之一时间是在饥饿中度过的，所以挨饿成为我生活的一部分，有时甚至是重要的部分。"他在国外 8 年，回国时只有一个小箱子和几本书。当年按照中法学院的规定，学业完成后由学院发给一张三等船票回国。但由于战争关系航路已停驶多年，短期内不能恢复，石教授爱国心切，期望以所学之长为中国人解除痛苦，便找大使馆请求协助归国。1946 年 8 月 1 日，石教授辗转颠沛回到祖国，成为第一批归国的留法学生。

回国后，石毓澍曾在云南工作，1951 年来到天津总医院。因为这医院的规模、制度、技术水平等都是国内一流的，尤其有朱宪彝教授为主任，这很难得，因为他不但有学问，而且为人忠厚，内科的副主任是张成大教授，主治医生有 5 ~ 6 人。由于医学院已经招生，到 1953 年就要开内科的课，很需要像石毓澍这样有专业功底人。

石毓澍立志从事心脏病专科，于是他就在这方面多下功夫。在法国学习时所见到的是双极心电图，但从美国杂志看到有所谓单极心电图，北京协和也在搞单极心电图。有一次石毓澍在北京东单的龙门书店看到一本美国出版的单极心电图学的书，觉得很清楚，便买回研究。按书上的方法将医院的心电图机改装成单极。这不但提高诊断水平，而且增强了石毓澍对研究的信心。在天津总医院工作 20 年，扎实的功底、创新的思维和严谨求实的态度，奠定了他开拓天津心血管内科理论和临床研究探索的根基。在总医院工作期间，除了参与门急诊，还有重要的病房查房。每当查房日，除内科医护外，院内外医生、学生，甚至外市医生也赶来参加，除想一睹石教授风采外，更重要的是聆听石教授的教诲，提高自己的医疗水平。

和很多知识分子一样，"文革"时石教授也受到不公正对待，被视为反动学术权威，家也被多次查抄。这不仅是物质上的损失，精神上也受到很大冲击。不允许他当医生，只在病房做清洁。1968 年夏被关进"牛棚"，每日上午劳动(搬运煤、铁工厂、烧锅炉等)，下午和晚间写检查。直到 1970 年给石教授落实了政策，才回归医疗工作。回忆这段坎坷经历，他总能以智者胸怀豁达对待。

1971 年，夏石教授被派到本院中医科门诊学习。有一天他正在工作时，院长办公室来一干部找他去院长室，说有一位北京来的人要见石教授。这是一位穿着的确良绿军服的中年人。他说北京有一份法文材料，希望石教授去翻译。后来才知道石教授经过审查已成为解放军 8341 部队 305 医院的医生。

1974 年石教授已 56 岁，在部队则达退休年龄，况且家在天津，他向政委提出调回天津。经过多次谈话，部队领导最后终于同意他转业回津。那时医学院成立第二附属医院，他向医学院党委提出要求去开拓二院工作。

1988 年，年过 70 岁的他辞去行政职务，被天津医学院授予终身教授。同年，荣获法国里昂荣誉市民。

1990 年，石毓澍辞去中华医学会副会长、天津医学会第四届会长、《中华内科杂志》副主编等社会职务。专心撰写医学著作、会诊病人等工作。

1995 年，中华医学会成立 80 年大会，表彰石毓澍为全国 80 名有突出贡献的医学专家之一。中华起搏电生理学会赠予石毓澍中国开创心电生理学奖牌。

二、创建心研所，桃李遍中华

1974 年，石教授从北京 8341 部队 305 医院转业后回到天津工作，来到创建初期的医大二附院。1978 年春，全国科学大会于北京召开，石教授受邀参会。会上，邓小平指出知识分子是劳动人民的一部分，此后搞技术不算资产阶级思想了，号召知识分子把丢掉的时间夺回来！这句话深深触动了他。年近六十岁的他深感自己责任重大，对医学科研事业的热情再一次燃起，要实现科学的理想又"死灰复燃"。用现代的话说，就是要实现自我的价值，他要排除阻碍科学道路上的愚昧，让天津人民享受到近代心脏病学的诊断治疗。不难想象，一个人有理想而不能实现是多么痛苦！就如同一个人想识字却不允许他看书一样的痛苦。参加完科学大会后，他就考虑如何建心脏科。

1980年，石教授亲自创建了"心脏病学研究室"（后来改为天津心脏病学研究所），内设生化、病生理、电生理等实验室，亲自担任研究室主任。同期创建了医大二院心脏科。从1974年起，一直工作到1996年石老离开中国旅居澳洲，这是他工作时间最长的地方。在这里，他培养了天津心血管界大批人才，此后分散到各大三甲医院和专科医院，乃至全国各地，石老桃李满天下。

80年代，我国正处于改革开放的初期，一切条件较差，石教授带领年轻的医护及学生，自己动手粉刷病房，作病房清洁，购买设备，当时作为总指挥的石教授不但身体力行，参加劳动，而且到处联系物品，争取财政支持，石教授不断地跑各级领导机关，争取财政支持，计委立项，规划设计，直至施工。与此同时又添置了B型超声心动图机、平板运动试验等设备，建成了比较全面的心脏病诊断、治疗、科研一体化机构。

石教授认为，建立一个现代化的心脏科一定要发展介入性心脏病学，所以首先建立由心脏科掌握的导管室是十分重要的。在这段时期，石教授主攻心电生理学工作，早年写下专著，供心血管专业医生学习，年轻医生都是看着石老的书成长起来的。他是中国最早做这方面工作的，在1991年他协助心外科开展了二院的第一例冠脉搭桥手术。

我国恢复高考招生制度后，石教授培养的研究生就更多了，石教授被批准为国家第一批博士生导师，前后共培养了黄体刚、李忠诚、王林、刘克强、李广平、姜铁民、周长钰等，他们后都成为著名心血管专家。在这期间，他除指导研究生开展研究、撰写论文及答辩等工作外，还撰写了《临床心律学》《临床心电生理学》两本书。这两部书是学习心律失常和心电生理的"圣经"，为培养年轻医生掌握心血管知识起到了非常重要的作用。1995年在中华医学会成立80年大会上，他被评为全国80名有突出贡献的医学专家之一，并受到表彰。以后，中华医学会心电生理起搏学分会又给他颁发了"对我国心脏电生理与起搏事业作出杰出贡献"的奖牌。他对学生感情深厚,情系学子,治学严谨,教书育人,桃李满天下。他对他们亦是有爱、有要求,也有深深的期待。他以对学生的无比慈爱和严谨的治学态度,为国家培养了一批又一批优秀的心脏病学工作者。教学中他言传身教,严慈并济,学生成绩优异。为此,他的学生中有的成为高校领导或科研骨干,有的远在海外深造。百年沧桑,世纪巨变,但他高度的责任心和事业心不变。他也有自己的忧患,他常说:"现在的孩子都很聪明,很有个性,但作为一个医生,他们还缺一些东西。有的人对做医生的目的不完全清楚,做医生要有牺牲精神,为了病人你周末必须加班,没有这个思想准备是不行的。医生最重要的是同情心,你要同情病人,同情穷苦的人。"

石教授的敏锐头脑来源于渊博的知识。石教授认为我国心血管系统疾病的发展方向,一定要象发达国家一样,以冠心病为主,因此研究所主攻方向为冠心病的生化及电生理检查。在石教授领导下,医大二院心脏科在天津市率先开展了临床心脏电生理学检查及研究工作。当时对窦房结功能及室上性心动过速的研究居我国先进水平,先后发表论文数十篇,并在国际会议上与国外同道交流。80年代中期,又开展了心脏细胞跨膜动作电位的记录与研究,从而使心脏电生理学研究达到细胞水平,此项研究居全国内先进水平。九十年代初,石教授敏锐地发现射频消融治疗心律失常可能是今后心律失常非药物治疗方向,引导我们向这方面学习和开拓。

对外交往也是在这个时期开展的。二十世纪八九十年代,石老搭建了天津医大二院、总医院与国际学者交流的平台,促成了天津医学院与里昂中法学院合作协议,美国、荷兰、日本、法国、加拿大等医学家多人也相继来天津心脏病学研究所讲学,进行冠脉搭桥手术演示,学科发展得到极大提高。

三、医德高尚,淡泊名利

石教授淡泊名利的事情很多。无论写论文,发表文章,只有他老人家亲自撰写的才署其名,其学生、研究生写的文章,所做科研,他仅在最后缀名,以增加文章的权威性。石教授对金钱看得特别淡,每次发稿费、奖金总是放在办公桌内留作科内不时之需。80年代为照顾老专家的生活,曾将门诊挂号费提高,作为国际知名专家的挂号费当时定为每人50元整,这些钱相当于一般人平均月工资的一半多,医学院也只有少数教授能享用,而石教授一口回绝,当时他在科里说:"我没有那么大的本事,一次门诊就吃掉人家半个月工资;我也没有那么大的本事,一句话就能救人家一条命。"石教授的高风亮节深深地感染和教育了同事及学生们。至今我们这些晚辈依然遵循着他的教导，认认真真做事，平平淡淡做人。

1990年，石教授已过70岁，主动提出辞去行政职务，天津医科大学授予石老为终身教授。无论身在国内还是国外，他始终心系国家，心系我们学科发展。

他是思想正直，对任何事情都很认真并且有些较真的人，他言传身教影响着我们年轻人。他不教玩世不恭，不教放荡不羁，不教懒惰挥霍，不教投机取巧，而是教勤奋严谨，教朴素真实，教生活本领，教做人规则，让年轻人在磨炼中体味到生活的原汁原味。他也是一个智慧、慈祥、又很富有人情味的长者。虽然我和他老人家相处短暂，但是对我的影响很大，令我肃然起敬。他是一个很杰出的医学家，又一生酷爱文学，爱看足球比赛。他80岁时，学会了使用电脑，现在103岁的高龄了，还常用电脑与我们联系。

他的性格是随和的、乐观的、民主的、平易近人的，而且言谈举止有着极强的感召力。老人眉宇间流露出来的正气令人尊重。

多年来，石老把一切都投入在中国心血管病的研究工作中，2006年身在海外的他还在为学生们总结了心脏病100病例的诊断，2016年他又编著一本60万字《临床心脏病学讲义》，出版社按规定给的5万元稿费，石老委托家人把税后稿费无条件全部捐献给天津市医学会。

2016年，他出版了《临床心脏病学讲义》后，立即着手收集更新的国际动态，仅一年完成了讲义的修改版，这种"只争朝夕"的精神，令人感动，也为年轻医生树立了榜样。2018年石教授写的《临床心脏病学讲义》再版，他虽然已经是百岁老人了，但他说："这本书只是一本为青年医生和读者写的近代医学讲义，不是什么创作，只是收集了一些在学校难以读到的近代心脏病学临床应用的成果，按个人的理解编辑成书，以便读者能更好地为病人服务。希望本书对于青年医生做好临床工作有所裨益。"

石老不忘立志以医学为百姓服务的初心，百岁高龄仍奋笔著书，笔耕不辍。书里不仅是他多年的临床经验结晶，更饱含了他对祖国、对天津的深情，对年轻医生的期望。他更希望医生能够认真学习讲义，很好地运用到临床实践中去，在为病人服务的过程中，使自己得到进步。我想，这是他的心愿。

2018年百岁的石教授收到英国女王陛下及澳洲总督的生日贺信，在中国百岁老人有许多，能够得到英国女王陛下给予百岁生日祝贺的只有石老自己。祝老人玉树常青！

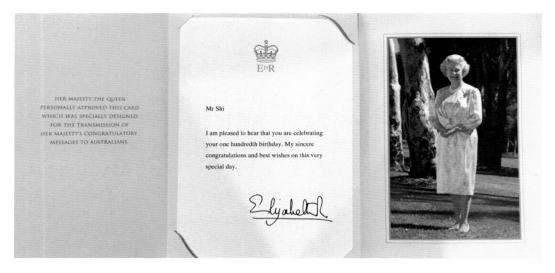

　　石毓澍先生您好：获知您年到百岁，甚为欣喜，在这个特别的日子里，送上我最诚挚和美好的祝愿。

英国女王陛下——伊丽莎白

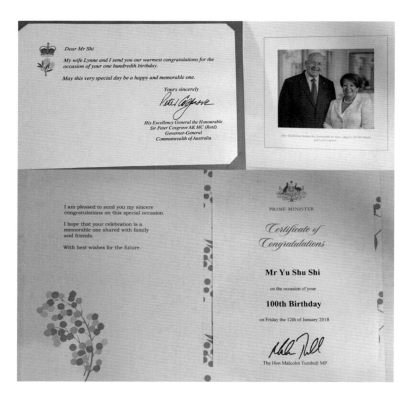

　　石毓澍先生您好：在您 100 岁生日之际，我和我的妻子琳恩为您送上最温暖的祝贺！愿您度过一个难忘而特别的百岁生日。

我荣幸地在这个特别的时刻送上我诚挚的祝愿，愿您的百岁生日难忘，并与你的家人和朋友共享欢乐。并送上对未来的最美好祝愿！

致以问候

澳洲总督　皮特先生

英国女王陛下及澳洲总督的贺信，现在摆放在澳大利亚悉尼市政大厅。

我想，石老之所以成为一位卓有成就的专家，一心为病人是他不竭的动力。他的学术成就中不仅凝结着他严谨的科学态度，克服困难的毅力，不断探索前进的创新精神，也凝聚着他对病人的爱，体现着他为病人解除病痛的决心。我想，石老就是这样把毕生精力献给了病人，献给了医学事业，这就是他受到了人们敬佩、爱戴的原因。

石老对生活的执着，对人、对事的认真态度，让我们晚辈人感到敬仰。石老心态平和，心胸开阔，磊落正直，乐于助人，宽厚仁慈，这是他长寿的又一原因。

他老人家就是一本书，一本让年轻人从人生、事业、精神上深受洗礼的书。

向石老深深鞠躬，祝石老幸福长寿！！！

（本篇部分内容由石惟明先生提供，在此表示感谢！）

（袁如玉）

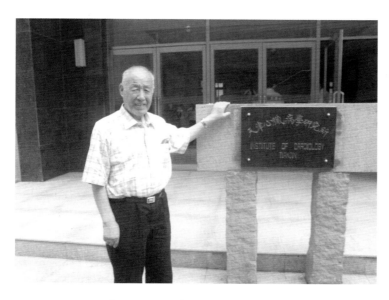

2010 年 7 月石毓澍在心脏病研究所门前

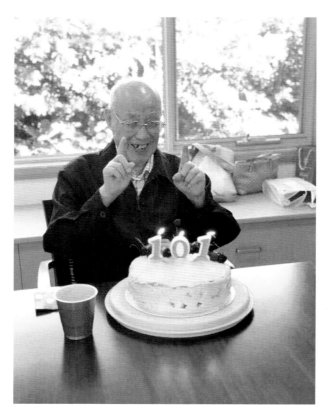

石毓澍 101 岁生日时于澳大利亚家中留影

天津心胸外科创始人——张天惠

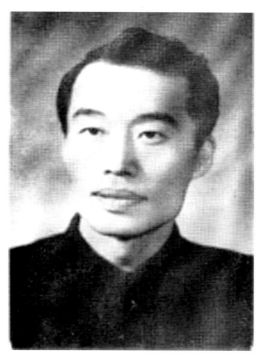

张天惠(1921.10.02—1981.6)

张天惠,男,1921年11月生于沈阳市,我国著名的心胸外科专家,天津医学院教授,中共党员。曾任中华医学会天津分会理事,外科学会委员,心血管分会副主委,《中华医学杂志》编委,天津医学院附属医院外科副主任、主任医师。1937年考入小河沿医学院(后为辽宁医学院),毕业后做了一年的临床医生,1943年11月到达重庆,在重庆中央医院做住院医师,跟随吴英恺教授学习,成为吴教授的得力助手。1946年跟随吴英恺教授到天津中央医院(即现在天津医科大学总医院),开展胸部外科手术,后任外科副主任,一直主持心胸外科工作，作出了巨大的成绩，不幸于 1981 年 6 月因患肺心病去世。

天津医科大学总医院心胸血管外科始建于 20 世纪 40 年代中期，是由我国著名心胸外科专家吴英恺教授和张天惠创立的。60 年代张天惠开展体外循环和心血管病的外科治疗工作，特别是低温半身体外循环和法乐氏四联症根治术的临床研究，取得开创性的成绩，处于当时国内领先水平。

1946 年 6 月，在重庆中央医院任外科主任的吴英恺带领张天惠、侯幼林等一批专业人才到天津参加筹建天津市中央医院并创建心胸外专业，于 1947 年主持完成我国第一例慢性缩窄性心包炎心包切除术。1948 年 5 月，吴英恺回到北京协和医院工作。此后张天惠一直主持本院的心胸外科专业工作并担任大外科副主任。

张天惠教授是我国医学界一位少有的英才，他在医学领域里勇于探索，大胆实践，思路敏捷，成绩卓著。他于 1942 年毕业于辽宁医学院，1949 年 1 月参加革命工作。1950 年参加第一批抗美援朝医疗队，1952 年被派到东北桃甫，为抗美援朝的志愿军战士治病，他在那里辛勤工作，为伤员做手术取子弹，挽救了许多志愿军战士的生命。

他在医学领域勇于探索，大胆实践，思路敏捷，成绩卓著。他从 1952 年开始研究、实践心脏外科。1953 年天津市第一结核病防治院根据病人需要成立了胸外科，为了加强技术力量，在市公卫局统一布署下，张天惠应聘来第一结核病防治院胸外科工作。他与第一代胸外科专家张纪正在工作上相互配合，互相支持，在较短的时间内使胸外科在专业技术等方面得以迅速发展，并很快使第一结核病防治院成为国家卫生部在天津市培训胸外科医生的基地之一。

1954 年张天惠加入了中国共产党，同年他创建了天津医学院附属医院心血管病研究组，成为我国早期开展心脏外科研究部门之一。

1955 年春天他和天津市的一百多名专家、教授一起受到毛泽东主席的亲切接见，这给了他巨大的精神动力。从此以后，他更加废寝忘食地工作，用实际行动来报答党和毛泽东主席对知识分子的无限关怀。

1955 年 12 月，他成功地完成了二尖瓣分离术，以后几乎年年都有进展。如肺动脉瓣扩张术、室间隔缺损修补术、三联症根治术、四联症根治术。张天惠教授不仅在心、血管外科方面有许多建树，而且在食管外科、肺脏外科等胸部外科方面、麻醉方面、心血管系统及呼吸系统的生理病理方面都有很深的造诣。他在国内首先应用经横切口双侧开胸行心包切除术的技术来治疗缩窄性心包炎,取得良好效果。他还与王源昶在国内首先应用双腔导管气管支气管内麻醉术。

1962 年第一结核病防治院开始组建心脏外科,张天惠任外科主任,与张化新、李永春、王源昶副主任一起负责心血管外科、结核和非结核外科、麻醉三部分工作,为天津市心胸外科专业的发展作出了贡献。曾被评为市级劳动模范。

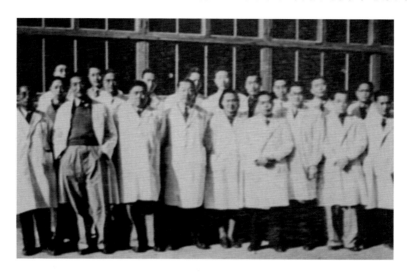

建院初期部分外科医护人员合影(前排左二为张天惠)

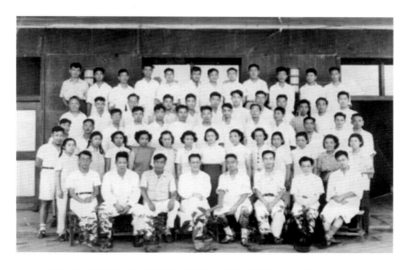

建院初期部分外科医护人员合影(前排左三为张天惠)

在 1963 年春举行的我国心脏外科年会上,他宣读了《四联症根治术》的论文,报告了 19 例根治术中取得 11 例成功的良好效果,受到各地外科专家的重视，这是当时心脏外科上的一项突破，已接近国际先进水平。从 1960 年至 1965 年，他和吴英恺、王源昶等人曾受邀到北京、山东、山西、河南、河北等地医院共同开展心内直视手术，促进了学术上的交流和共同提高。

1964 年，张天惠在罗马尼亚首都布加勒斯特举行的外科学术报告会上宣读了两篇学术论文《体外循环的基本方法》和《主动脉弓动脉瘤》，向国际医学界汇报了他的研究成果，受到了外国专家的关注和赞许。

1968 年，他响应毛泽东主席 6.26 指示到宁夏盐池县大水坑公社卫生院工作。寒冷、缺氧的环境使他患有肺气肿的身体极不适应，病情日趋严重，他还是大口大口喘息着为山区群众治病，坚持在台上做手术，带领卫生院的同志们创造条件、顽强奋斗，他亲自为二百多人实施了肺切除、二尖瓣扩张、心包切除等手术，受到了当地人民的赞扬。

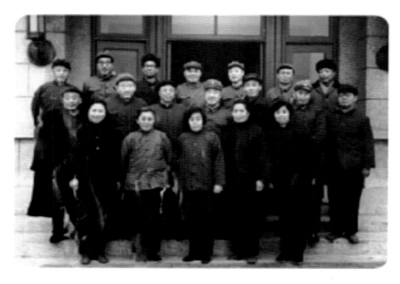

1972 年，天津赴宁夏医疗队张天惠等 6 位专家和家属与自治区领导合影

粉碎"四人帮"后的 1978 年，张天惠参加了全国科技大会，备感时间紧迫，更是马不停蹄地向新的高峰攀登。

张天惠教授四十多年来致力于心胸血管外科的临床医疗、教学和科研工作，尤其是在心胸血管外科的临床与基础应用研究方面有深厚造诣，主编及参与编写的著作、译著 5 部，如《食道外科疾患》《胸部外科手术图谱》《心脏外科学》《胸心外科手术学》《胸部外科学》等，并在各种医学刊物上发表论文五十余篇。他以救死扶伤为天职，以心胸外科为己任，把主要精力倾注到心胸外科的临床工作及尖端技术的攻关上。几十年如一日，辛勤工作在临床第一线，急病人之所急，痛病人之所痛。有时为了成功完成一个大手术，他在病人身边熬上几天几夜，以他精湛的医术和崇高的医德不辞辛劳地救治病人，经常不分昼夜地参加和指导危重病人的抢救。他对病人满腔热忱，不论高级干部还是普通百姓，他都一视同仁，精心诊治。

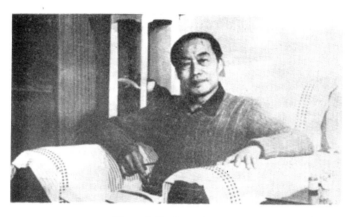

张天惠带病阅书著文

他热衷于医学教育事业，多少年来，他都亲自到课堂授课，亲自做实验操作示范，他的教学风范和教育方法深受学生们的欢迎和敬佩。他患病以后，更加热衷于培育晚辈，甘当人梯，积极扶植下级医师开展工作，带病登上手术台，坚持现场指导，在他的培育之下，不少本院及外地的进修医生已经成为心胸外科的骨干，能独立开展工作。

1981 年 6 月张天惠教授因肺心病医治无效去世，享年 60 岁。他把一生无私地奉献给祖国和人民，在几十年的工作生涯中，忠于党，忠于人民。不谋私利，只顾事业，不思索取，只愿奉献，他性格豪爽，热情亲切。严以律己，宽以待人，团结同志，共同进步。他这种高尚的品质一直为同志们所称道，是一位深受天津人民和我国医学界爱戴的好医生。

参考资料

［1］《天津医科大学总医院名人录》
［2］朱占来，张英俊. 天津市胸科医院院志. 1995.10［215－217］

（彭　民　刘淑香　张　平　魏　锦　鲍　杰）

天津眼科历史及眼科创始人
——袁佳琴

一、天津医科大学总医院眼科、天津医科大学眼科医院

天津医科大学总医院眼科始建于 1946 年 12 月，奠基人是袁佳琴教授。袁教授就读于战火纷飞的日本侵华时期，1943 年毕业于抗战胜利前夕的贵州省国立贵阳医学院。战争的创伤教给她爱与恨，决定了她一生发愤图强不断开拓进取，服务病患防盲的人生观和价值观。1944 年她来到天津，作为原天津中央医院眼科（现天津医科大学总医院眼科）的奠基人，开始了她的眼科生涯。她是天津医科大学（原天津医学院）眼科教研室的创始人（1951 年）。

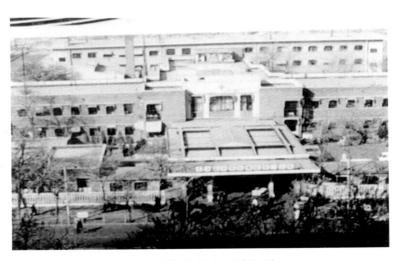

天津医科大学总医院旧貌

20 世纪 50 年代后期，总医院眼科赫雨时赴市立眼科医院担任院长，此外抽调张南鹤到市立第三医院眼科工作。1958 年高应弼赴新疆支边，后赴美国留学，回国后任北京中日友好医院眼科主任。1972年根据上级指示精神，抽调宋守道等骨干力量筹建天津医学院第二附属医院眼科。1987年宋国祥、田文芳先后调往天津医学院第二附属医院眼科担任正、副主任。1989年，眼科白内障手术项目迁至天津医学院内冠名"世界人工晶体中国天津培训中心"，1994年该中心宣告独立。史秀茹任天津市爱眼协会秘书长，许瀛海任中华眼科学会天津分会委员，贺忠江任《眼外伤职业眼病杂志》编委，颜华任中华眼科学会委员、中华眼科学会防盲学组委员、中国医师协会眼科医师分会委员会委员、《中华眼科杂志》《天津医药》编委。

眼科建科之初，1953年在全国范围内较早开展角膜移植手术，1958年开展眼内异物定位及取出术，挽救了不少失明患者。1956年，在王延华的主持下创建了眼科病理室，积累了宝贵的眼科病理资料，并为全国培养了大批眼科病理人才。

20世纪60年代初，应世灏医师主持建立实验室并在赴宁夏工作前后潜心研究治疗白内障药物，于1971年获得成功，在河南、浙江等地进行临床观察取得满意疗效。宋国祥等医师在国内率先开展了眼眶肿瘤的诊断与治疗。张福昆医师在国内率先开展低温治疗各种眼病，特别在冷冻治疗眼前部肿瘤包括恶性肿瘤方面，积累了大量临床经验，在国内居领先地位。其他常规手术，如虹膜嵌置术治疗青光眼，球内异物定位及取出术，复杂眼外伤处理，视网膜脱离手术等均在国内处于重要地位。20世纪80年代初，开展了眼底荧光血管造影术，极大地提高了眼底病的诊治水平。1986年9月，在国内率先开展白内障显微手术，将白内障的手术由原来的单纯囊内摘除及普通囊外摘除改进为白内障囊外摘除联合人工晶状体植入。同时，开展眼科显微手术治疗青光眼和眼外伤，其中青光眼主要开展小梁切除术和周边虹膜切除术，而眼外伤的疗效由于显微手术技术的引进有了很大进步。眼眶病的诊断和治疗在此期间迅速发展，在国内处于领先水平。在视网膜脱离手术处理上，术式包括巩膜缩短术、巩膜外垫压和巩膜层间电凝等，效果显著。在小儿眼科领域开展斜视矫正术，弱视训练等。

1992年，在史秀茹医师的主持下，引进放射状角膜切开术（RK）治疗近视屈光不正。在此基础上，1996年3月成立近视眼治疗中心，引进准分子激光治疗近视散光等屈光不正，并且自1998年6月开展准分子激光原位角膜磨镶术（LASIK），2001年正式开展准分子激光上皮下角膜磨镶术（LASEK），治疗了万余例屈光不正，取得良好的社会效益和经济效益，其中多项治疗方法在天津市为首次开展,填补了卫生领域的空白。2005年设备更新后开展虹膜定位及波前相差引导的准分子激光治疗屈光不正,在此领域继续保持领先地位。此外,有晶状体眼人工晶状体植入和透明晶状体摘除治疗高度近视,角膜接触镜治疗小儿发展性近视等手段,使屈光治疗手段更为丰富。1993年,许瀛海医师开展了眼底病激光治疗,使更多眼底病患者获得救治。1996年眼科开始着手筹备发展新技术项目,确立了"以后节带动前节"的方针,采取"走出去、请进来"的方法,引进新技术、新设备。1997年5月,成立总医院眼科中心及中美天津眼底病手术治疗培训中心,开展了晶状体超声乳化术治疗白内障、玻璃体切除术治疗玻璃体视网膜疾病、角膜移植术治疗眼表疾病等新技术,使眼科疾病的整体治疗水平提升到新的台阶。尤其玻璃体视网膜手术在天津市乃至全国达到先进水平。同时在中老年专家全力帮助扶持下,一批青年技术骨干迅速成长,在各自的专业领域里,临床和科研方面均取得丰硕成果。

1981年眼科成立硕士点,1986年成立博士点。恢复高考以来,承担了天津医科大学五年制"眼科学"授课和见习实习等教学工作,并于1980年起承担七、八年制教学。2002年开始承担天津医科大学国际学院留学生"Ophthalmology"授课及见习工作,同年被评为天津医科大学留学生精品课程。2004年由颜华教授主编的卫生部视听教材《眼内手术基本操作技术》获得天津医科大学教学成果优秀奖。

20世纪60至90年代,眼科临床和基础研究加快发展,建立了视觉生理实验室和眼科生化实验室,先后在《中华眼科杂志》《眼外伤职业眼病杂志》《中国实用眼科杂志》等国家核心期刊发表论文百余篇,袁佳琴主编的《工业眼科学》《裂隙灯检查学》,王延华主编的《眼与全身病》在眼科界具有很大影响。

1987年"治疗白内障药物'内障清'眼药水"获中、美、英三国专利,现在已正式投产应用于临床;1989年"TBC-1型中心视野分析仪的研制及临床应用研究"获卫生部和天津市科技进步三等奖;1990年"冷冻治疗眼前部肿瘤"获得了朱宪彝科学基金奖;1995年"中心视野体积计量法和中心视野立体分析仪"获国家科技发明三等奖;1997年"CS2中毒大鼠视网膜超微结构及视觉电生理学的研究"获天津市科委科技成果奖;2004年"2001年0~6岁残疾儿童抽样调查"获北京市科技进步二等奖;2005年"严重眼外伤的临床与实验研究"获天津市科技进步二等奖。

袁佳琴

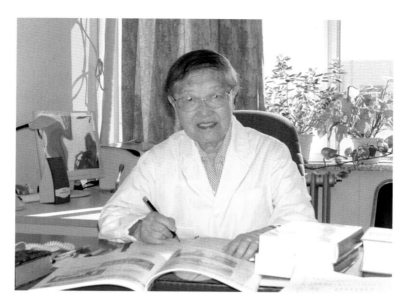

袁佳琴(1919.4.8—2014.9.15)

袁佳琴,女,汉族,1919年出生,辽宁铁岭人,中共党员。1943年毕业于贵阳医学院。天津医科大学眼科学教授、博士生导师、国务院政府特殊津贴享受者。

新中国建国之初,我国从德国进口了一大批裂隙灯显微镜,袁教授及时撰写了《眼科活体显微镜(裂隙灯)的构造及应用技术》一文,连载于《中华眼科杂志》1953年第1、2期。当时许多眼科医生还不会使用裂隙灯,也不了解其结构原理。此文一出,大家争相拜读。这篇文章对我国眼科诊断技术的发展,起到了极大的推动作用。

中华人民共和国成立后,全国开展轰轰烈烈建设,袁教授带领全科人员深入工厂调查研究,开展眼外伤和职业病防治工作,发表多篇论文和专著,开启我国工业眼科学研究先河。袁佳琴教授于1956年出版了《工业眼科学》专著,促进了我国眼外伤职业眼病的研究工作,提高了我国眼外伤的临床诊治水平。袁佳琴教授1957年晋升为眼科教授。1963年任硕士生导师。1969—1973年下放到宁夏六盘山下隆德县沙塘公社卫生院。1973年调至自治区首府创建自治区医院眼科。1980年调任宁夏医学院副院长兼眼科教研室主任。1983年调回天津医科大学总医院。1986年成为博士研究生导师。曾任天津市政协委员，第五届全国人大代表，中华眼科学会副主任委员，《中华眼科杂志》编委，亚太白内障屈光手术学会副主席，世界眼科医师学会顾问委员会委员，亚太眼科杂志编委等。国务院政府特殊津贴享受者。

　　1989年袁佳琴教授与国际知名眼科专家新加坡林少明教授合作，引进国外人才技术资金在天津医科大学创建"世界人工晶体中国天津培训中心"。培训全国眼科医师近万名，并接受国外眼科医师进修，推广人工晶体植入治疗白内障技术，在国际上产生重大影响，被第26届国际眼科大会列为世界20个重要眼科中心之一。1999年培训中心完成二期扩建，增名为天津医科大学眼科中心；2004年成立天津医科大学眼视光学院；2010年中心完成三期新址扩建；2011年成立天津医科大学眼科研究所；2012年更名为天津医科大学眼科医院。

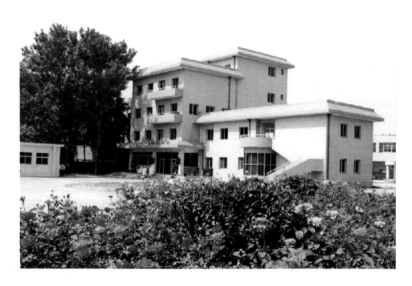

1989年袁佳琴创建世界人工晶体中国天津培训中心

　　袁佳琴教授还出版了《眼裂隙灯显微学》《人工晶体植入术图谱》《21世纪眼科学前沿》等眼科专著7部，参编著作《眼科全书》等11部，眼科论文百余篇。袁佳琴教授一生获奖无数，1990年在第26届国际眼科大会上获"对世界眼科杰出贡献水晶奖"；1995年世界白内障医师学会颁发的"对亚洲太平洋地区国家白内障致盲眼病突出贡献奖"；1997年获西班牙对世界眼科杰出贡献银质奖杯；1997 年由于与新加坡林少明教授合作创建的世界人工晶体中国天津培训中心取得巨大成功，获国家科委颁发的"国际科技合作奖"；1998 年获中美眼科学会金苹果奖；1999 年获全国卫生系统先进工作者称号；中华医学会眼科学会特别荣誉奖；2000 年获教育部颁发全国优秀博士学位论文指导老师荣誉称号，并当选为亚太白内障屈光手术学会副主席，世界眼科医师学会顾问委员会委员。2005 年获天津医科大学师资队伍建设先进个人伯乐奖，天津市卫生系统先进个人奖。2006 年获天津市教委首批"德业双馨十佳教师"光荣称号。2007 年荣获亚太眼科年会最高荣誉"Holmes Lecture"大奖。2008 年 1 月为了表彰袁佳琴教授在我国和天津市眼科学事业作出的杰出贡献，天津市医学会眼科学分会授予她"眼科学终身成就奖"。2012 年袁佳琴教授荣获第 17 届全国眼科大会杰出贡献奖。

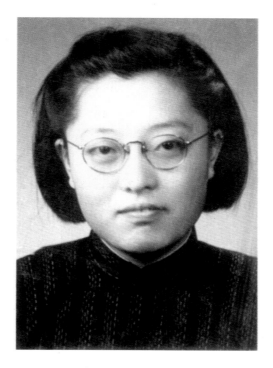

青年时代的袁佳琴

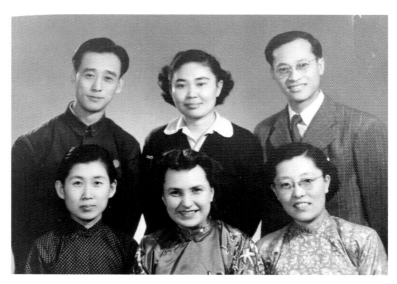

20 世纪 50 年代天津总医院眼科，前排：王延华（左一）、袁佳琴（右一）；后排由左至右：赫雨时，张莲静，宋首道

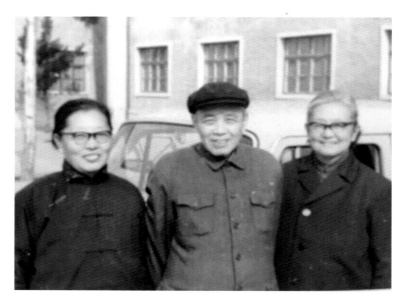

20 世纪 60 年代袁佳琴（左一）和老师郭秉宽（中）及梁树今（右一）合影

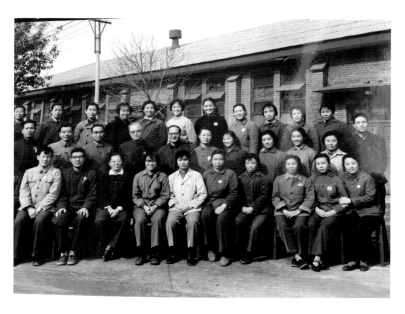

1969 年 10 月，总医院眼耳鼻喉科欢送袁佳琴（第一排左三）、步丰驹（第一排左二）赴宁夏

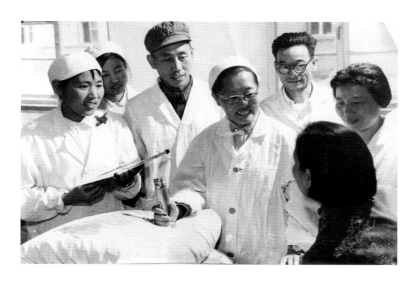

20 世纪 70 年代袁佳琴在宁夏银川自治区人民医院查房

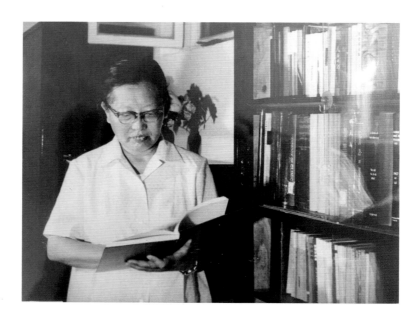

1980 年袁佳琴在宁夏医学院附属医院

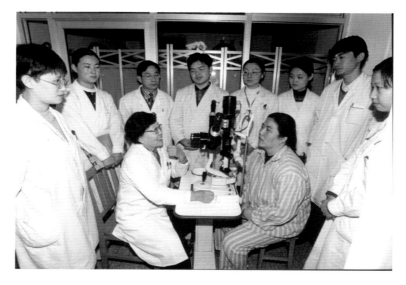

20 世纪 90 年代袁佳琴在天津医科大学眼科中心查房

宋国祥

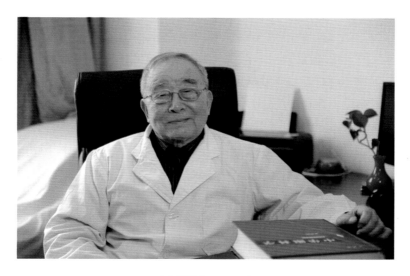

宋国祥（1928—）

宋国祥教授 1928 年出生于河北省。1949—1955 年在北京大学医学院（现北京大学医学部）学习。1955—1987 年任天津医学院附属医院（现天津医科大学总医院）眼科医师、助教、讲师、教授。1987—2017 年任天津医科大学第二医院眼科主任医师、教授、博士生导师、终身教授。2017 年 8 月退休。曾任天津市眼眶病研究所所长，北京武警总医院眼眶病研究所名誉所长，天津医科大学眼科医院首席专家，中国医学科学院生物工程研究所、天津医科大学总医院等十余家单位的客座教授和技术顾问。曾任中华医学会眼科学分会常务委员、《中华眼科杂志》《眼科杂志》《中国实用眼科杂志》《国际眼科杂志》及《中华医学超声杂志》等杂志编委和《中华眼科杂志》终身荣誉编委。

宋国祥教授长期从事医疗、教学和临床科研工作，治学严谨、倡导创新、讲究方法、无私奉献。自 1963 年开始重点研究眼眶病及眼科影像学，五十多年来积累了大量临床研究资料，治疗大量疑难病例，改进和创建了一些诊断和治疗方法，在眼科领域首先提出了眼眶肿瘤的个性化治疗方案，使广大患者受益，挽救了无数患者的视功能乃至生命，是我国眼眶病和眼科影像学领域的开拓者和奠基人。

1955 年大学毕业，宋国祥被组织分配到天津医学院附属医院（现天津医科大学总医院）眼科工作。该院于 1951 年独立设置眼科，由袁佳琴教授担任主任，当时眼科在袁教授领导下已初具规模，宋国祥参加工作后，跟随袁教授工作的那段时间里，袁佳琴教授那股积极乐观、顽强拼搏的精神，让宋国祥懂得了努力与坚持的可贵。他回忆道："袁主任是我们每一个医生都应该学习的榜样，我非常敬佩她。"同为中国眼科学的巨人，袁佳琴教授对宋国祥教授也非常尊敬和推崇。在宋教授从医暨执教五十周年纪念时出版的《宋国祥教授论文集》中，袁佳琴教授亲自为该书作序，她写到："宋国祥教授的论文集体现了他对我国眼科学、特别是眼眶病学的学术水平进步所作出的卓越贡献，值此论文集面世之际，作序以贺。"

从医 60 余年，宋国祥教授诊治了大量眼眶病患者，手术例数是当时国内外做的最多的医生。他曾到三十多个城市的九十余个单位讲学、会诊和手术示范。由于对眼眶病学研究的突出贡献，1999 年，宋教授的"眼眶肿瘤的诊断和治疗研究"荣获国家科技进步二等奖，这是我国眼科界第一次获得的大奖。

由于眼眶病研究作出的成绩，宋国祥教授于 1996 年获中美眼科学会金苹果奖，1999 年及 2001 年两次获国家科技进步二等奖，1993 年至 1998 年还多次获得天津市和卫生部奖项。由于他在学术上取得的卓越成绩和他全心全意为患者服务的工作精神，自 1977 年起，他多次被授予天津市先进工作者、优秀共产党员和市级劳动模范等称号。

宋国祥教授学识素养深厚，学术论著颇丰。自 1963 年以来，他共在国内外医学期刊上发表学术论文近百篇。他主编的专著包括：《眼与全身病》（合著）、《眼科全书（第三卷）》《眼眶病学》一及二版、《现代眼科影像学》《眼视光影像学》《眼与眼眶疾病超声诊断学》等，参编有关眼科学、肿瘤学、医学影像学和神经病学方面的专著共计 20 余部。

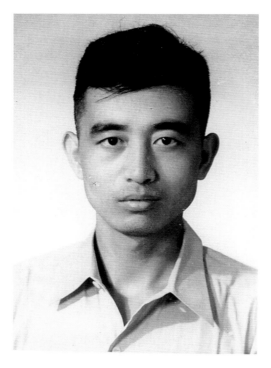

大学时期的宋国祥

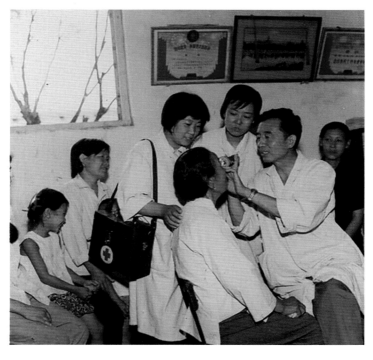

1976 年宋国祥在南郊卫生院为病人做检查

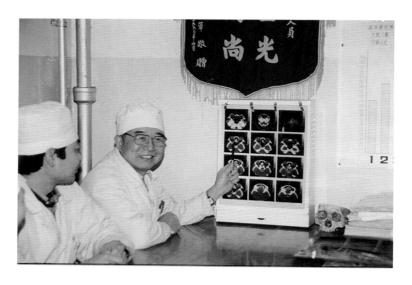

宋国祥讲解影像学结果

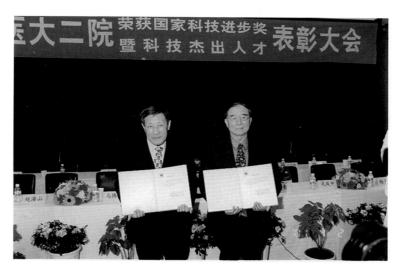

宋国祥(右)荣获科技杰出人才表彰

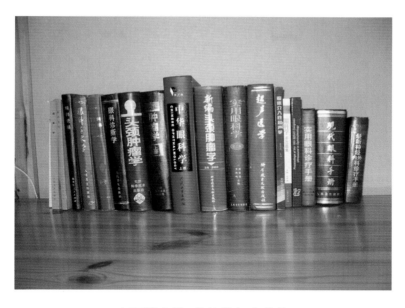

宋国祥主编、参编的部分著作

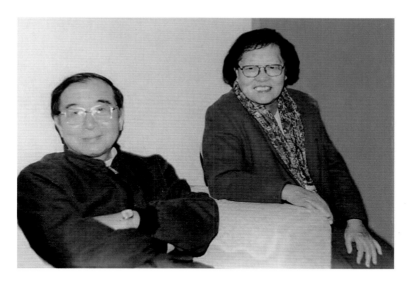

宋国祥与袁佳琴

王延华

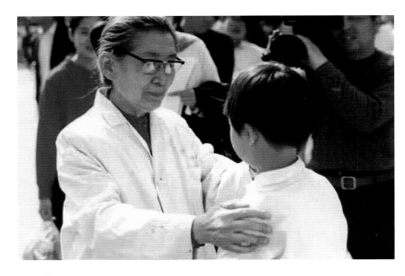

王延华参加"爱眼日"义诊活动

王延华，女，1923年3月出生，中共党员，中国农工民主党党员，眼科教授，主任医师，硕士生导师。1949年毕业于北京大学医学院医学系，后到天津医学院附属医院工作。

1969年，王延华任天津医学院附属医院眼科第一副主任主持工作（1972年任科主任）。

1956年，在王延华的主持下创建了天津医学院附属医院眼科病理室，积累了宝贵的眼科病理资料，并为全国培养了大批眼科病理人才。

王延华曾任天津眼科学会主任委员、国际药物流行病学学会会员、中华眼科学会委员、《中华眼科杂志》和《中华眼底病杂志》等数种杂志编委。

王延华在眼科病理、眼底病和肿瘤学等方面颇有造诣。曾撰写多部眼科专著，主编、合编专著有《工业眼科学》《眼与全身病》《裂隙灯显微学》《眼科治疗学》《眼科争论》等。在国内发表论文90余篇。国家自然科学基金资助科研项目1项：弓形体感染与葡萄膜炎关系的临床和流行病学研究。

1992年，王延华与天津医科大学流行病学教授耿贯一首次向全国倡议，在国内设立爱眼日，这一倡议受到国内眼科学界的积极响应，决定每年5月

5 日为"全国爱眼日"。1993 年 5 月 5 日，天津首次举办爱眼日宣传活动。受此影响，从 1994 年开始，北京、上海、广州等国内大中城市相继在 5 月 5 日举办义诊咨询活动，同时宣传爱眼日的意义。1996 年，国家卫生部、国家教育部、团中央、中国残联等 12 个部委联合发出通知，将爱眼日活动列为国家节日之一，并重新确定每年 6 月 6 日为"全国爱眼日"。

二、天津市眼科医院

近代中国，几度沧桑，渤海之滨，英才辈出。在这片"地当九河津要，路通七省舟车"的热土上，天津眼科医院的雏形和那个炮火与洋务当道的时代有着不可分割的联系。回溯至 19 世纪 80 年代，直隶总督李鸿章委派法国军医梅尼在原附属于北洋施医局的医学馆基础之上创建中国最早的官办西医学堂——北洋医学堂，后又增设北洋医院，成为天津最早的公立医院，是当时华北地区唯一培养西医人才的医学府。

当年住院人数为 556 人，其中眼科最多，达 164 人；其间共进行手术 589 次，其中眼科手术达到 212 次，由此可见当时天津眼科水平已然杰出。19 世纪末，依照《庚子条约》，学堂所聘教师须为法国籍，逐渐从粤、津至全国范围招生，每班考核成绩前两名可到法国波尔多大学医学院进修。当时医院设有巴斯德化验所，由法国教师卢梭望管理。

对于天津眼科医院乃至华北地区眼科专业的发展来说，1924 年注定是个新纪元。时任巴斯德化验所的法国所长拉达斯终日吸食鸦片不务正业，在法籍教授卢梭望回国期间将所内事务交予副所长朱世英负责。这两名对天津卫生事业举足轻重的法国医师，后者为狂犬病防治和国内病例细菌学作出重要贡献，而前者，于 1924 年创办了中国华洋防盲会，建立了天津市眼科医院的前身，开始启蒙更多中国人对光明世界的探索和追求。

1931 年，华洋防盲会成立防盲医院，并迁至法租界赤峰道 139 号，田大文（1897—1966）为首任院长，设病床 18 张，成为 20 世纪 30 年代天津市唯一眼病防治结合专科医院。1949 年 4 月防盲医院呈华北人民政府卫生部申请立案为公立医院，同年 5 月得到批准并定名为华北防盲医院，由此成为新中国成立后国内第一家眼科专科医院。1952 年我国开始社会主义三大改造，同年 2 月华北防盲医院由天津市卫生局接管，并于 4 月 16 日正式更名为天津市立眼科医院，营口道 140 号为新院址，林景奎任院长，职工二十余人，设病床 30 张。

1957 年，天津市立眼科医院迁入和平区兴安路 255 号（门诊部和住院部位于和平区哈尔滨道 118 号，病床增至 80 张），同年，赫雨时教授由天津医学院附属医院调入天津市立眼科医院，1958 年任院长。他毕生致力于眼科学的临床和研究，在眼科学，特别是在斜视与弱视学领域有很深的造诣，他在全国首创眼肌专业组，是国内斜视与弱视学的奠基人，在国内外享有盛誉。他完成的"麻痹性斜视的外科治疗"课题，获全国科学大会奖。1963 年，赫雨时院长出版的《临床眼肌学》一书，成为我国第一部关于斜视与双眼视的专著。赫雨时院长总结自己行医二十多年的实践经验，完成的专著《斜视》，获天津市科技著作二等奖。在赫雨时院长的带领下，天津市立眼科医院成为卫生部和天津市卫生局指定的面向全国的眼肌专科医师培训基地，为全国培养了大批专业技术人才。

1975 年，天津市人民政府划拨大同道 21 号扩大眼科医院住院部，设病床 161 张。1987 年，时任院长王思慧在天津市立眼科医院成立了全国第一个低视力专业。1991 年，天津市立眼科医院党组织由党总支改建党委。同年，天津市人民政府又划拨和平区四平东道 15 号，扩大天津市眼科医院门诊部。1996 年，医院被天津市卫生局评定为三级甲等专科医院。

20 世纪 90 年代，天津眼科医院总占地面积 7030 平方米，总建筑面积 14556 平方米，门诊部、住院部、行政部分处三地，这样的地理布局长达 13 年，给患者就医过程增添了很多不便，医院的发展受到了极大的制约，天津眼科医院站在了改革的风口浪尖上，现实的困境要求眼院人必须解放思想，与时俱进，以超乎常人的勇气和智慧谋划医院未来发展之路。

2002 年，天津眼科医院党委一班人审时度势，突破禁锢，抓住了天津市第一轮卫生资源调整的机遇，迁新址，搬新家（今日眼科医院位于天津市和平区甘肃路 4 号）。2004 年，新建的天津眼科医院大楼正式投入使用，天津眼科医院从此迎来了新的发展机遇期，跨入了建设"国内一流、国际知名"眼科医学中心的快车道。

经过 90 年的发展建设，呈现出"院有名科、科有名医、医有专长"的良好发展态势，已成为我国眼科专业分科最齐全、软硬件建设最具规模，集眼科医疗、教学、科研、社区服务、防盲治盲为一体的三级甲等专科医院，为我国知名的眼科医学中心之一。天津市眼科研究所、天津市眼库、天津市防盲办公室均设在院内。"眼科学"为国家卫生部临床重点专科（眼科）建设项目，"眼科学与视觉科学实验室"为天津市重点实验室。斜视与小儿眼科、白内障、角膜屈光手术、视光学与视光产业、玻璃体与视网膜疾病等专业在国内处领先地位。

医院有享受国务院政府特殊津贴专家、国家人事部有突出贡献中青年专家、卫生部有突出贡献专家、天津市政府授衔专家以及一批知名的专家学者及博硕士研究生导师。其中第六任院长赵堪兴教授先后担任中华医学会眼科分会候任、现任、前任主任委员，中华医学会眼科学分会斜视与小儿眼科学组组长，天津市医学会眼科分会主任委员。

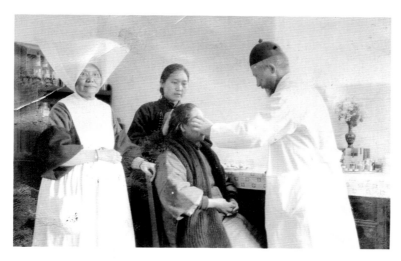

天津市眼科医院前身——中国华洋防盲会由北洋医学校法籍眼科教授卢梭望发起，联同中法教授、学生共同创建于 1924 年 10 月 11 日

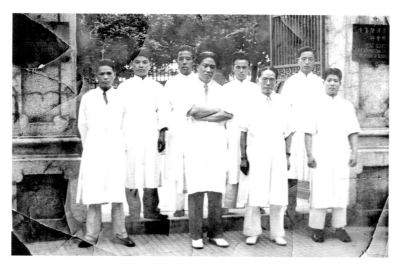

1928 年 2 月 1 日，田大文（1897—1966）（前排左二）加入中国华洋防盲会，任眼科医师。1931 年 4 月 1 日成立防盲医院，成为首任院长

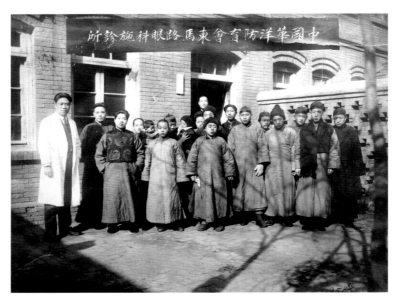

1928 年 5 月 7 日，中国华洋防盲会在天津东马路成立第一个防盲施诊所

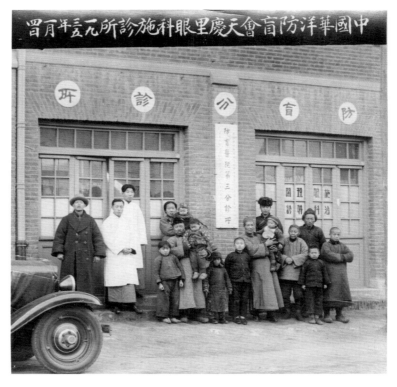

中国华洋防盲会除在赤峰道开办防盲医院、在天津市内开办东马路、下瓦房、天庆里等多处防盲施诊所外，还沿京山、津浦铁路每 100 华里开设防盲施诊所，其中包括沧县、秦皇岛、廊坊、杨柳青、芦台、泊镇等地

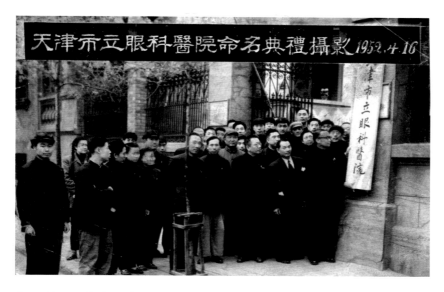

　　1952 年 2 月，天津市卫生局接收华北防盲医院，4 月 16 日正式定名为天津市立眼科医院，院址在和平区营口道 140 号

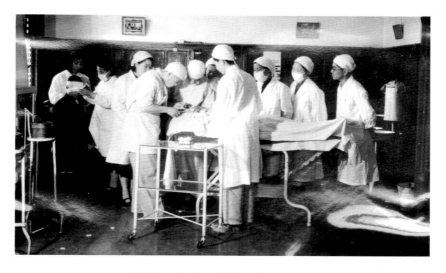

天津市立眼科医院建国初期工作照

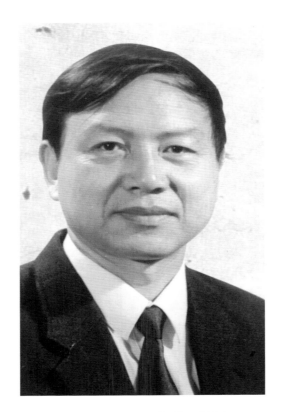

天津市眼科医院赵堪兴教授

赵堪兴,博士,教授、主任医师、博士生导师。曾担任中华医学会眼科学分会第七、八届副主任委员,第九届候任主任委员,第十届主任委员,斜视与小儿眼科学组终身荣誉组长,亚太斜视与小儿眼科学会副主席,亚太眼科学会(APAO)理事会理事,世界眼科联盟(ICO)理事会理事、中国代表。参与创建国际小儿眼科与斜视联合会(IPOSC),并担任理事及顾问委员会委员。2010年6月当选国际眼科学科学院(AOI)院士。担任中国医师协会眼科医师分会第三任会长、天津医学会常委、天津市眼科学会主任委员,天津市眼科学与视觉科学重点实验室主任,亚太眼科学杂志副主编,《中华眼科杂志》主编、荣誉主编。

1993年3月—2009年7月任天津市眼科医院院长、天津医科大学眼科临床学院院长,1997年4月—2007年11月任天津医科大学副校长、研究生院院长、天津医科大学学位委员会副主席。1994年起享受国务院政府津贴,先后评为国家人事部有突出贡献的中青年专家和卫生部有突出贡献的中青年专家、天津市政府授衔专家。曾获天津市劳动模范称号。

参考资料

［1］天津医科大学眼科医院,天津医科大学眼视光学院.袁佳琴教授论文集［M］.2009 年 9 月.

［2］天津医科大学眼科医院.医生·一生(纪念宋国祥教授从医执教 62 周年).2019 年 9 月

［3］天津医科大学总医院名人录

［4］仁爱光明九十载——纪念天津市眼科医院九十周年.

(徐延山　徐一凡　韩　琪　张　虹 李　娜)

天津护理工作的创始人
——佘韫珠、陈路得、王桂英

现代医学离不开护理。天津市的护理队伍历史悠久、传统优良、组织严密、管理严格。据载，1908 年 7 月北洋女医局女医学堂已设护士和助产两班，距今已一百多年。1914 年先后在租界办起了医院及附设高级护校，如妇婴医院附设益世高级护校、马大夫纪念医院附设济华高级护校。另外，中国的官商合办、旧伪政府私人开业医院也先后办起了护士、助产士专科学校等共计 10 所。

1963 年，中国医学科学院血液学研究所（现中国医学科学院血液病医院）护理部主任万明明编写了全国第一部《烧伤护理》，为天津市护理科研、临床带了个好头。

20 世纪 70 年代初至 90 年代末，天津市护理人员编写出版著作 20 余部，视频电影录像 11 部，对护理学基础知识、护理管理、护理心理、临床技能知识进行系统整理与规范，对提高天津市护理人员的专业技能和综合素质起到了很好的作用。同期，天津市"静脉输液回流血再次推入静脉会造成微粒栓塞对病人有害"的课题获天津市科技进步二等奖，护理科研由此开始不断取得佳绩。

1980 年天津市护士学校被教育部列为全国护理中专重点校。

1983 年天津医学院在全国率先设立了本科五年制护理专业。

1984 年天津市职工医学院（现天津市医学高等专科学校）设立护理系大专班，学制三年。为天津市培养护理人才打下了坚实的基础。天津市护理工作，不但护理教育居全国前列，护理理论与科研等方面工作同样表现突出。这些成绩的取得离不开全市护理人员的努力，更要铭记不忘的是天津护理工作的创始人佘韫珠、陈路得、王桂英三位前辈。

天津护理工作创始人:佘韫珠

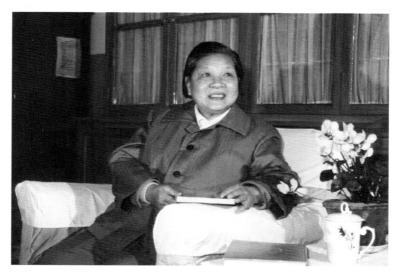

佘韫珠(1907.9—2009.11.16)

一、人物简介

佘韫珠,女,1907年9月出生,祖籍江苏南京,天津市护士学校第一任校长。农工民主党党员,中共党员。天津市第一中心医院副院长、主任护师,享受国务院政府特殊津贴专家。曾担任农工民主党天津市常委,天津市政协第六、第七届常委,中华护理学会和天津护理学会理事,天津市特级劳动模范、天津市"三八"红旗手、全国"三八"红旗手、国务院杰出高级专家。

佘韫珠是北京协和护校来天津工作的第一人,在长达半个多世纪的从业过程里,为天津护理教育、护理管理、护理文化等诸多方面作出卓越贡献。

二、人物生平

1925年8月—1926年7月肄业于南京金陵女子文理学院。

1927年8月—1929年1月于北平燕京大学护预科学习并毕业。

1929年1月—1931年毕业于北京协和医学院护士学校,同时获得燕京大学理学士学位。

1935 年到美国哥伦比亚大学和纽约医院妇产科进修。

1936 年回国后在北京协和医学院护士学校任教师兼任医院妇产科督导员。

1942 年到天津天和医院工作，负责后勤工作兼任天和护士学校校长之职。

抗战胜利后，1945 年 11 月，她被借调到天津市立第一医院任护理部主任及卫生专员。

1950 年参加抗美援朝医疗队第二大队，任护理部主任。主持收容伤病员的后方医院，亲自带领护理人员，克服种种困难，出色地完成了护理伤病员的任务，受到上级的表扬和奖励。

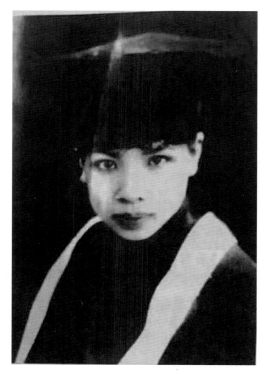

佘韫珠协和护校毕业照

佘韫珠 1950 年之后在历次政治运动中多次蒙受不白之冤。1950 年因为政治原因被撤销护士学校校长职务。在"五反"运动中被打为"老虎"；1958 年被错划为右派分子，降职降薪调任五官科护士长。1962—1969 年 10 月，她在天津第一中心医院基建和内部设备工作三处、脑系科病房、供应室等处工作。在"文化大革命"中，她又被冠上了"资产阶级反动学术权威"的罪名。

1969年11月，她虽已年过花甲，由于政治原因又被下放到广西灵川县县医院任供应室和病房护士，已经62岁的佘韫珠到广西农村安家落户，为边疆少数民族服务，她亲自为病人生火保温，擦澡备皮，做手术前的准备，术后昼夜看守护理病人。在广西9年的时间里，她克服了生活上的重重困难，为支援边疆建设作出了贡献。

1972年8月—1978年4月，调到南宁任广西医学院附属医院医政处干部。

1978—1987年任中华护理学会天津分会副理事长。

1978年回到天津，1983年12月担任天津市第一中心医院护理部主任，佘韫珠当时已是70多岁高龄的老人，尽管当时住房问题未解决，经济负担重，生活不方便，但她认为个人的事再大也是小事，一心投身到拨乱反正的医院整顿工作中去，每天早六点就到医院，深入实际指导和检查工作，耐心地做护理人员的思想政治工作。在她的领导下，经过护理人员的积极努力，第一中心医院护理部被评为1980年天津市的先进集体。佘韫珠被评为天津市特等劳动模范和全国"三八"红旗手。

1980年4月—1982年12月她被任命为第一中心医院副院长、天津市卫生局咨询委员、天津市卫生史志编纂委员会委员。

1984年77岁时才退休。佘韫珠虽已退居二线，但她有句名言"有晚年，没有闲年"，仍坚持每天上班，热情帮助新班子工作，经常提出建设性意见。她公而忘私，一心为工作，几十年如一日的革命干劲，深深打动了全院广大医护人员，受到了大家的尊敬和爱戴，人们亲切地称她为"护士妈妈""新中国的佘太君"。

佘韫珠2009年11月16日在天津逝世，享年102岁。

佘韫珠和苏启医师婚后无子女，他们一向热心助人，省吃俭用，把节余的钱财资助亲朋中好学上进的孩子上学。几十年来经他们资助的有二十余人，经他们资助的晚辈后来都学有所长，其中有工程师、教授、医生、护士、会计师等，均成为国家的栋梁之才。

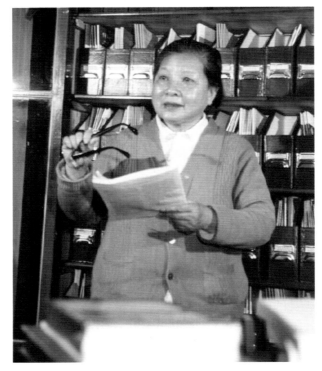

晚年佘韫珠

三、对护理事业的突出贡献

（一）重视护理教育，培养护理人才

多年来佘韫珠始终重视与关注护理教育，从 1945 年至 1950 年佘韫珠一直在护校建设方面苦心经营，在这期间，她曾整顿过几个护理实习医院，重新成立护士学校。新中国成立后她成为天津市护士学校第一任校长，当时护校规模较大，合并了一些私立护校，成为全国最闻名的护士学校之一，这也和佘韫珠多年努力分不开。她曾参加抗美援朝医疗队，就地办起护士训练班，提高护士的理论和技术操作水平。1980 年佘韫珠年事已高，仍致力于创立高等护理教育，和陈路得、王桂英等专家多次提议，促成天津医学院在全国建立第一个本科护理系。

（二）建立健全护理规章制度

1942 年她刚来天津时，当时各医院管理混乱，制度不健全，缺乏医疗护理设备，缺乏护理人员，医疗护理质量低。她以专员身份，要求有关医院建立规章制度，设法增添设备，设法调入北京协和医学院毕业的医生和护士以充实医院的技术力量。在各医院院长及护理部主任的支持和努力下，医院的管理工作得到逐步改善。很多规章制度在五六十年代还在延用。

"文革"后在拨乱反正整顿医院的过程中，她每天从早上 6 点钟就到医院，下病房、去门诊，找护士长谈工作，和护士们谈心，还到各部门去征求意见。为了整顿提高护理质量，医院连续召开了 3 次护理大会，会上她列举了当前护理工作中存在的问题(如劳动纪律松弛、管理混乱)及其危害性。她谈到由于很多行之有效的规章制度(如探视制度、卫生制度、消毒隔离制度等)被废除了，住院患者得不到安静的休养环境和可靠的医疗保证，医疗质量也受到影响。1978 年率先创建了医院护理指挥系统，培养了大批护理专业技术人员，统一了医院 18 项护理技术操作规程，在全市第一个建立了夜班护士长制和主班护士制。明确工作职责，统一总务护士工作职责，落实各级护理岗位责任制，并完善了管理制度，如：三查七对、差错登记、消毒隔离制度等，她还积极支持护理部主任们认真整理了 28 页的护理技术基本操作规程，开展各级护理人员技术练兵等活动。为了防止交叉感染，医院食堂不允许医务人员穿工作服进食堂，但多年来这点却难以实施。为了使这一制度得以执行，佘韫珠亲自在食堂门口站立了十多天，说服医务人员遵守规定，不管是谁，穿工作服一律不准入内。最终使问题得到解决。血库是医院的要害部门，一次她发现医院血库负责采血的医务人员没有穿无菌工作服，就直率地提出批评。当她了解到医院去农村采血时没有专门采血室，就建议医院血库对采血场地进行一次细菌培养，测试结果表明，无论在室内还是室外，菌落数都大大超过了正常标准。在她的建议下，医院在农村租了一间房，建成无菌采血室，添置必要的设备和器械，建立必要的规章制度，消除了污染的隐患。

她亲自参加导演由天津市护士学校编摄的"消毒灭菌和无菌技术"教学彩色影片，该片先后在全国护理教育学术会议和全国中等医学教育会议上放映，受到与会者的好评，并为全国各地提供拷贝一百多套。该影片的内容为护理工作的基本功，对护理专业的教学工作起到直观示范作用，受到护士学校的欢迎。

(三)研究人体力学，提高护士工作效率

佘韫珠肯于钻研，富于创新，经常用业余时间阅读护理资料，了解国内外护理动态并从事翻译工作。她与护士学校教师合作编译了《人体力学在护理技术操作中的应用》一书，该书 1980 年由中华护理学会天津分会出版发行了一万册，供全国护理工作者参考。该书针对护士的日常劳动，提供某些示范动作，主要介绍人体操作姿势与工作效率的关系，认为如果习惯地形成了不良操作姿势，在工作中就容易感到紧张和疲劳，精神不振，工作效率就会受影响；反之，如果养成了良好的操作姿势，既能节省时间与体力，又能坚持较长时间的工作和提高工作效率。为了寻找在抢救危重患者时如何达到省时省力、又提高工作效率的答案，她去急诊室进行调查研究，把按旧护理操作规程操作时的动作次数、走路的时间和距离、每次动作的时间及抢救的位置等一一进行了细致的观察和记录，并参照有关资料，反复研究分析数据，重新制订操作规程，利用运筹法绘出图表。实验证明新操作方法能节省时间，提高工作效率，如过去抢救有机磷中毒患者洗胃操作时间为 4 分 20 秒，而新方法操作时间为 2 分钟，缩短了 2 分 20 秒。这宝贵的 2 分 20 秒，使许多垂危病人获得新生。她通过实验总结，撰写了题为"运用作业管理法提高护理工作效率"的论文，该论文于 1980 年在全国第一届医院管理学术会上宣读，并在《中华护理杂志》1981 年第 2 期上发表。

（四）刻苦钻研　创新护理设备

她在广西灵川县医院和天津市第一中心医院工作期间，协助供应室改进和设计了冲洗针头、冲洗针管、卷棉球的设备，这不仅节省了人力，也大大地提高了工作效率。以上工作都体现了佘韫珠既为护士健康，也为患者服务的双重考虑，是一位护理大家的思维风范。

（五）参与医院建设和设备研究

佘韫珠博学多才，不但对医院管理工作有着丰富的经验，同时对医院的建筑和设备也有独到的见解，早在 20 世纪 50 年代，她就先后参加了天津市中纺医院及保定、石家庄等 6 个卫生单位的建筑设计及室内装修工作，并将经验总结，著文刊登在《建筑杂志》上。当时全国城乡新建扩建的医院日益增多，而关于医院建筑设计特点，如何改进医院设备，缩短建院前期工程时间，如何节省人力、物力、财力，保证建院质量等方面的参考资料很少。1984 年，在天津市卫生局咨询委员会的领导和支持下，她与其他同志共同编写了《医院建筑与设备图集》，1985 年该书在天津市医学会礼堂召开的医院内部设备展览会上展出，受到有关人士的关注和赞赏。

天津护理工作创始人：陈路得

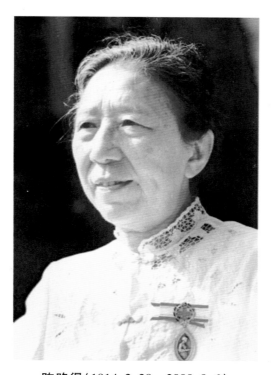

陈路得（1914.2.28—2000.8.6）

一、生平简介

陈路得，女，护理专家。1914年2月出生，湖北省武汉市人。天津护理事业创始人，中国护理高等教育创办人，天津市护理学会创始人，天津市第一位世界护理界最高荣誉——国际南丁格尔奖章得主（第31届）、全国第一位由护士出任的女院长。

1937年北京燕京大学毕业获学士学位，同年在协和医院护士专科学校毕业。1947年开始担任天津中央医院（中华人民共和国成立后改为天津医学院附属医院）护理部主任，兼院办护校校长、副院长等职务，中华护理学会常务理事，天津市护理学会理事长，第三届全国人大代表，第五届全国政协委员，第三届全国妇女大会代表，第一届天津市人大代表。天津第一批核定主任护师，享受国务院政府特殊津贴专家,是天津20世纪40年代至80年代护理界领军式人物。2000年8月逝世,享年86岁。

六十年来,陈路得用自己的思想、智慧团结引领护理团队,组织护理人员钻研业务、加强管理、健全规章制度、提升护理服务。

陈路得1914年出生在湖北一个贫苦的船工之家,不满周岁时父亲去世,母亲无力维持而只身改嫁,她被一名教会中学的陈姓女教师收养。牧师为她洗礼取名路得,随女教师姓陈。路得是《圣经》里的人物,善良、孝顺。好心的女教师决心把孩子养大。5岁时陈路得以助学方式就读于养母工作的圣西里达女中。这所学校的校训是"爱人如己",使她从小就养成施爱于人、关心他人的特质,为日后从业产生了一定影响。养母是一位明智和有远见的女性,在家境不甚富裕的情况下仍竭尽全力培养,也鼓励了陈路得个性坚强、对生命热爱、对上苍感恩的情怀,以及对自己生命意义的积极追求。

1931年陈路得高中毕业并以优异成绩考取极负盛名的北平燕京大学医预系,她非常珍惜这难得的机会,刻苦学习,认为科学可以去除中国长久"积弱不振""东亚病夫"的辱称。不料,三年后正当转入医疗系时养母来信告知失业,无力继续供给学费。无奈之下,1934年陈路得转到协和医学院高级护校,改读护理专业,当时该校可免收学费和食宿费,同时由于护理工作也是卫生保健的一部分,仍可继续实现自己的理想。更重要的是当时的协和高级护校与医学院均为美国洛克菲勒基金会创办,其指导思想是培养高端护理人才,毕业的学生要具备医疗教学、预防与科研能力,要能够引领护理技术进步和发展。护校依托设备齐全的医学院进行授课和实习,一流的师资和现代化的基础课程示教室,所拥有的优越条件是任何护校比不上的。在管理体制上学校提倡三严精神,即严密的态度、严谨的科学作风、严格治学的校风,让学生印象深刻、终身受益。这所学校全部采用英文授课,跟不上学业的常被淘汰或转科,所以能够就读这所学校也是不容易的。

1937年,陈路得不负众望完成学业,毕业于协和医学院护士学校和燕京大学,获得燕京大学理学士学位。毕业后受聘于协和医院,先后担任护士、护士长、督导、护校教师等。1941年,"珍珠港"事件爆发,协和医院遭到日军包围和占领,院长被看管,门诊停诊,所有教职员工每天上下班都需逐个检查搜身。不久,患者和工作人员都被勒令撤出。陈路得在完成了协和医院高级护校最后一个班的最后一堂"护理基础"课后,含着眼泪离开协和,来到天津。

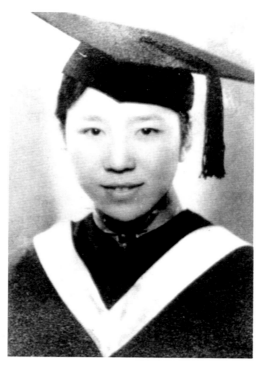

陈路得护校毕业照

　　1942年，她受聘于天津私立恩光医院任总护士长。她引用了北京协和医院的管理体系，建立各种规章制度，培训护理人员，使医院在护理服务和护理技术方面深受欢迎和信任，她也树立了较高的威信。

　　1946年，陈路得随中国护士代表团赴美考察。纽约、华盛顿、洛杉矶等地先进的医疗设备和护理管理给她很大启发。在一所医院里，她在南丁格尔的照片前站了很久。南丁格尔身着束腰长裙，高贵而沉静，手中的油灯闪烁着神圣的光芒，脸上展现着仁爱与智慧。陈路得被南丁格尔感动，她觉得南丁格尔的灯照亮了她人生的道路。她决心要像南丁格尔一样，将一生献给护理事业。

　　1947年11月，陈路得就职于新建的天津中央医院（中华人民共和国成立后更名为天津市立总医院、天津医学院附属医院、天津医科大学总医院），先后任护理部副主任、主任、护校教务主任、校长、副院长等职，她是新中国第一位由护士出任的副院长。

　　1954年，中华护理学会天津分会成立，陈路得当选为第一届理事长。1956年初，卫生部颁发了《关于改进护理工作意见的通知》，明确提出要"尊重护士，爱护护士"，在陈路得的领导下，护理学会开展了评选优秀护士的活动，并在天津市委、市政府的支持下召开了隆重的表彰大会，市长李耕涛亲临大会并颁奖。389 名优秀护理工作者及护龄 20 年以上的护士受到表彰。这个大会在全国护理界有很大影响，对护理工作者是极大的鼓舞。

1958 年，中央卫生部提出以城市医院为中心，指导工矿企业、街道和农村的卫生工作，为方便群众求医就诊，建立三级医疗网。陈路得提出的打破医院管理旧框框、开门办院、开放门诊、改两班为三班、24 小时服务、建立综合急症室等建议得到了医院的采纳，她又亲自解决了综合简易病房实行专医专护等许多实际问题。这些改革受到了国家领导人和卫生部的表扬。周总理专程来津现场视察，在接见领导班子时得知陈路得是负责护理管理工作的副院长时，特意走到她面前亲切握手，说："护士工作很重要。你们为人民做了一件好事，要继续努力……"这激动人心的场面深深印在陈路得的记忆中，成为她工作的动力。

1958 年和 1960 年，陈路得两次带队赴农村救死扶伤抢救危重病人，有效地控制了河北省献县的伤寒病、静海县营养不良性浮肿等传染病的蔓延，降低了死亡率，胜利完成了任务并受到了领导的表扬。

"文革"期间，陈路得受到了不公正的待遇，被迫离开了为之奋斗了三十多年的护理事业，去从事扫街、掏厕所、拔草、刷墙等工作，但她没有放弃对护理事业的信念。在老领导多次劝说下，她最终决定重新管理全院的护理工作，整理混乱的护理工作局面。她将还在医院的老护士长复职，劝说已经改行的护士归队，逐步恢复各项规章制度，开办了各类型的学习班……整整三年的努力之后，病房和门诊的秩序有了好转，医院护理工作的面貌大有改观。

1976 年 7 月 28 日，强烈的地震波及天津。62 岁的陈路得不顾年事已高，亲自领兵作战，她起草了关于建临时病房、封闭式厕所、火化尸体、打通门诊通道、设分诊处等建议，每日早晚亲自到各病区巡查，每天都要工作十几个小时，为了救护伤员，她离开家整整一年。

20 世纪 70 年代末 80 年代初，陈路得与其他几位护理界政协委员一起努力，申请恢复护理学专业高等教育，在她们的不懈坚持下，1984 年高教部批准天津医学院正式成立护理系，成为中华人民共和国成立后第一所建护理系的高等医学院校。在 1978—1982 年间，陈路得创办了各类护理工作学习班，培训了六千多名在职护士，其中三千多人成了各医院的业务骨干。她不顾七十多岁高龄，每年都亲自讲学，并连任天津护理学会理事长、名誉理事长，主持了学会的各项工作，撰写了多部专著。

陈路得以其敬业奉献和优秀的工作作风荣获过许多奖励，如劳动模范、先进护士。然而最高奖莫过1987年第31届国际南丁格尔奖章，这是国际护理界最高荣誉，也是天津第一位获此殊荣的护理人员，当之无愧！

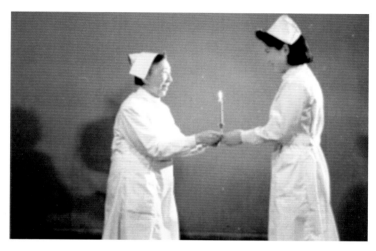

授帽仪式中的陈路得

1996年，82岁的陈路得向天津市第四届护理学会理事会致以祝贺并恳请不再担任名誉理事长职务，并将2000元捐赠学会做科研启动基金。她为从1951年创建天津护理学会开始，延续到1996年长达45年的护理学会任职划了个圆满的句号。

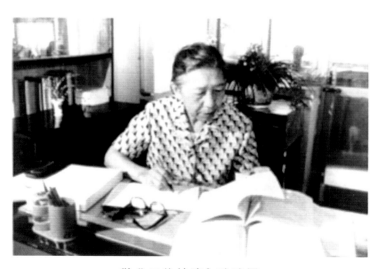

敬业工作的晚年陈路得

2000 年，86 岁的陈路得做了心脏手术。之后，她找来了律师，写下了她的遗嘱：

1. 丧事一切从简，不开追悼会，不送花圈，遗体捐献给天津医科大学做解剖研究。

2. 现住房（已购产权）捐给医大总医院，包括室内全部财产。内含存款（1万多元）首饰、家具、字画、电器。

3. 1987 年所获世界大奖——南丁格尔金质奖章捐给天津医科大学总医院。

4. 全部书籍、个人小传及相应著作权捐给医大总医院。

5. 公证律师费用由本人承担。

一个月之后，2000 年 8 月 6 日 14 时 15 分，在天津医科大学总医院一间小小的病房里，陈路得度过生命最后的时光，安详地、静静地走了，享年86 岁。

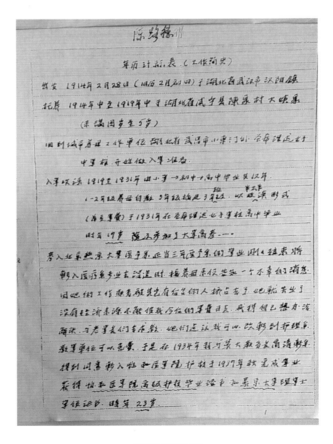

陈路得手记

二、对护理事业的突出贡献

（一）制订护理专业标准与规则

为日后护理管理打下良好的理论基础和指导思想。如"十二字标准"：整洁、舒适、美观、及时、准确、安全。"一好"：服务品质好，"二静"：安静、干净，"三严"：严格遵守操作规程、规章制度，严格观察患者病情变化，严格对待事故差错的防范与发生。"四个一样"：白班夜班一个样，领导在与不在一个样，假日与平时一个样，检查与不检查一个样。"五不要"：不蹲办公室，不串科聊天，不顶撞患者，上班不干私活，上班不会客不打私人电话。"六不接：本班任务不完成不交接，物品、药品、被服不备齐数目不对不交接，用过物品器械未消毒不交接，病房环境不整洁不交接，护理人员着装仪表不符合标准不交接，医嘱交班报告记录未处理完不交接。这些对护理人员职业素质的要求至今仍有现实意义和教育育意义。

（二）主持天津护理人员技术职称评定工作

根据国务院和卫生部1979年制订的"卫技人员技术职称与标准"，依照学历、经历、业绩与业务水平等标准评定，由她负责组成护理专业技术职称评委会，主持评审。为帮助护理人员技术达标，她亲自主编《临床护理人员应知应会》《医院科学管理基本法则》《内科护理学》等书籍，在提升护士学业、技术理论水平方面起到促进作用。

（三）提高护理人才培养层次与教育水平

1978年，陈路得被选为全国政协委员，在会上她提出创办高等护理教育的提案，充分列举申办理由，详细说明其重要性、紧迫性和现实意义，请大会转交卫生部和高教部。1980年，她和几位专家三上北京，询问提案答复。此后利用各种场合不懈努力，从未放弃。1982年经各方协调同意组成天津市高等护理教育顾问组和筹备组，并在1983年招收第一批护理专业大学生。1984年高教部正式批准天津医学院护理系成立。这是新中国第一所设有护理大学教育的院校。陈路得多年的愿望实现了，她前瞻性地拓展高等护理教育，使天津走在全国前列。现在的天津医科大学护理学院是全国知名的护理高级人才培养基地，具有很高的声誉，培养的本科生、研究生，很多人已成为全国护理队伍学科带头人。陈路得的创举大大提升了天津护理队伍的知识结构和学历结构，她的功绩载入史册。

陈路得崇尚俭朴，生活非常简单。1985 年 4 月，她将多年积蓄的全部存款 11000 元捐赠天津医学院（现天津医科大学）护理系，作为奖学金。看到陈路得还穿补丁衣服却拿"巨资"赞助教育，大家深受感动。捐完款，她几乎一无所有，但她心里很快乐，她以实际行动对自己的理想做了最准确的诠释，体现了她极高的思想境界。为此，校领导命名"陈路得护理教育奖学金"。30年来已有多位师生获得奖励，钱虽不多，却是一项积极的精神鼓励。

天津护理工作创始人：王桂英

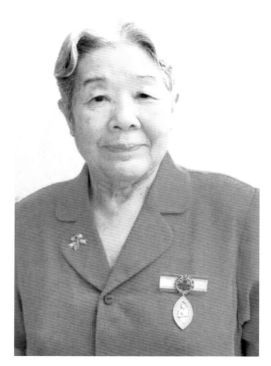

王桂英（1920. 2. 20—2012. 1. 29）

一、生平简介

王桂英，女，1920 年出生，山东德州人，1938 年毕业于山西汾阳医院高级护校，第 37 届国际南丁格尔奖章获得者。天津市第三届护理学会理事长。1957 年加入中国农工民主党，历任农工党天津市委会委员、常委和顾问。享受国务院政府特殊津贴专家，天津第一批核定主任护师。她从事护理工作六十余载，历任护士、主任护师、医院护理部主任、主管护理的副院长、天津市卫生局医疗预防处副处长等职。2012 年 1 月 29 日在津去世，享年 92 岁。

王桂英 1920 年出生于山东省德州市，父亲王荣轩是中学教员，母亲管华春是虔诚的基督教徒，家中还有妹妹和弟弟。小学在德州市就读，毕业后在燕京附中五年制的中学就读，初高中共五年完成。小学时，德州有一个教会办的博爱医院，因有位亲戚在那里工作，王桂英经常去玩，身穿白衣的护士在她心灵中留下了极深刻的印象。

1935 年，王桂英高中毕业，经父亲朋友介绍到山西汾阳医院附设的护士学校学习，开始学校嫌她年龄小，后看她动手能力强脑子也机灵，家庭又困难，所以 16 岁就进入了这所高级护校。这一年冬天，她生病住进医院。每次给她递便盆的时候，一位刘护士长都先用热水温过再递给她，当她手术后不能解出小便的时候，刘护士长为她冲洗，并给她听流水的声音达一个多小时，直到她自然解出了小便，免受导尿之苦。那种如亲人般的护理、细心的照顾让她真正懂得了什么是护士，并深深地影响了她的一生。

1938 年护校毕业，经山西汾阳医院的周以德院长推荐，王桂英进入北平协和医院工作，从此开始了她长达六十多年的护理生涯。

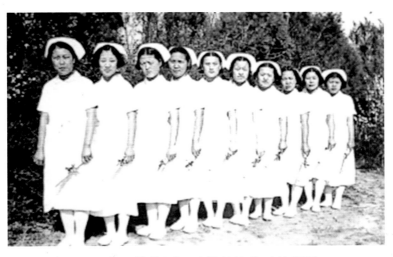

1938 年王桂英（右二）护校毕业时的留影

1941 年"珍珠港"事件爆发，美国向日本宣战。日本兵包围了协和医院，占领了医院和护校。不久，医院被迫关闭，王桂英失去工作，其时在北平中学工作的父亲也没有了工作，不得已来到天津。

王桂英与天津结缘是在 1945 年。在协和医院受到了严格专业训练的她来到天津传染病医院。当时，这个医院只有两名正式护士和三套输液器，设备奇缺，条件很差。一个月后，南郊区爆发霍乱，一批批濒临死亡的患者被送到了传染病医院，每天都有二三十人。王桂英立即投身到抢救患者的第一线，带领青年护士连续 7 天 7 夜抢救病人，终于使 160 多名病人安然脱险。转年，她以卓越的能力升任传染病医院护理部主任。从那时开始，王桂英再也没有离开天津。

中华人民共和国成立后，她参加了天津工人医院的筹备工作，任护理部主任。那时的护士只是一些初中毕业生，她带领她们白手起家，连医院用的被褥也是她带护士们缝制的。

1951 年，这所医院作为抗美援朝后方医院，开始接受护理前线伤病员的任务。二百多名伤病员同时送到了医院，任何的延误都有可能使伤员失去最好的治疗机会。危急中，王桂英创造了"布条辨认法"。她请医生在列车上对伤员进行检查，并用她事先做好的布条在胸前做记号。红色的布条表示"危重病人"，黄色、白色的布条表示不同的伤情和位置。伤员到达时她就守在大门口，将别着不同布条的伤员分别送到手术室和不同的病房。"布条辨认法"使伤员们无一人延误治疗。伤员的衣服上沾着泥和血，有的伤口已经溃烂、化脓、生蛆，散发着恶臭。王桂英亲自为伤员擦洗身体、换衣服，喂水喂饭，用镊子把蛆虫夹出来，细心地冲洗伤口。她亲自换药打针，端屎端尿，为护士们作出了榜样。她的无微不至感动得战士们流下了热泪。由于得到了及时的救治和良好的护理，有效降低了伤病员的死亡率。为了表彰她的精神，天津市人民政府授予她"抗美援朝二等功奖章"。

1956 年，王桂英奉调至天津市卫生局，安排为医疗预防处副处长，负责医院医疗护理及医疗事故的管理工作。

1959 年，王桂英到河北岳城水库工地任指挥部卫生处处长，并负责成立工地医院。水库工地上有三十万名民工，王桂英每天骑着自行车往返几十公里了解情况，处理问题。她游走于民工的工棚、厨房、厕所之间，检查土炕上的稻草是否干净，检查厕所是否卫生，检查厨房是否"生熟分开"，连民工随地大小便她都要过问。她用公共卫生的理念与方法管理医院，改善饮食，维护了三十万名民工的身体健康。

1979 年王桂英调到天津市护理学会，先后任副理事长、理事长，1988 年退休。

从 1953 年至 1999 年王桂英获得大小各类奖励十多次，其中最高奖励是 1999 年获得国际红十字会的第 37 届南丁格尔奖章，这是对她一生无私忘我，将全部心血奉献给护理事业的特殊贡献的最高奖赏。

1988 年，68 岁的王桂英才退休。她并没有回家享福，仍然在护理学会兼任工作并担当护理人员晋升以及医院评审工作。

1994 年，天津出现了民营的养老院，但由于没有经验、护理工作存在很多问题。虽然那时王桂英已经是 74 岁的老人，但她仍然决定为老年护理再做一些事。她应邀担任了一所老年护理院的院长，亲自为该院制订护理标准、规章制度，以及天津市社会养老领域最早的一份区分入住老人健康状况的标准。这些内容后来都成为天津市社会养老领域众多养老院在管理和护理工作中借鉴的范本。她还亲自指导和培训护理人员，亲自给护工们讲课，亲自为她们做示范，教她们如何给老人翻身、拍背。她号召全市各大医院的护士们定期义务到老年院为老人们服务，青年护士也到老年院实习。她不要老年院的任何报酬，还设立了"王桂英护理奖"，奖励在护理老人中表现出色的护工。她积极组织再就业培训，为老年护理工作培训了四百多名下岗女工。

1999 年，由于在护理事业中的卓越成就，79 岁的王桂英荣获第 37 届国际红十字会南丁格尔奖章。6 月 14 日，王桂英在护理学会同仁的陪同下来到北京，接受由时任国家主席的江泽民亲自颁发的奖章。那天，老人身穿红色上装，米色西服裙，鹤发童颜，精神矍铄。

王桂英一生为人善良，同情弱者，她身边的人无不以她为做人的楷模。她用自己的奖金建立表彰优秀护士的基金，她为困难者捐款无数，连学会有一位师傅的爱人生病了，她也要送钱送物表示关怀。

王桂英一生未婚，但却把一位孤苦伶仃的女孩抚养成人，还曾经帮助了一位孤老。因她很少跟别人提及此事，所以很少有人知道其中的故事。

早年在协和医院当护士的许多人都没有结婚，因为一结婚就可能被辞退。王桂英就是其中一个。后来虽然离开了协和医院，但因她的精力都在病人和工作上，自己的事也就放下了。没想到，在她 54 岁的时候，一个不幸的女孩走进了她的生活。

这个女孩的经历非常悲惨。女孩的父亲和母亲都是清华大学的高材生，毕业后分配在水利科学院工作。1957年，夫妻两人因为受到女孩的外祖父、一位眼科专家"右派"问题的牵连，双双被下放到河北省王快水库劳动。1960年摘掉"右派"帽子后，留在了河北省保定工作。结婚8年后，他们才有了一个女儿，因为生活条件不好，女孩被送到天津一个托儿户章奶奶家中托养。

1966年，"文革"开始了。女孩的一家再次受到迫害，外祖父自杀身亡。女孩的母亲也受到严重冲击，服安眠药自杀了。女孩的父亲悲痛至极，给天津的章奶奶写了一封信，请章奶奶把孩子送给一个可靠的人家。

章奶奶万万没有想到，就在她接到这封信的时候，女孩的父亲卧轨自杀了。一个还不到两岁的孩子，瞬间变成了孤儿！好心的章奶奶决定把女孩留在身边，让儿子、儿媳当她的父母。当时章奶奶的儿子已经有两个孩子，按年龄女孩排在第二。

女孩太小，她并不知道这一切。4岁那年，她随章奶奶全家"疏散"到天津西郊，由于生活困难，营养不良，身体非常瘦弱。章奶奶经常看着女孩流泪，她觉得对不起女孩的父亲。就在这时，王桂英参加医疗队来到了这里，她听说了这件事，决定要领养这个女孩。

1974年，女孩跟王桂英来到天津，叫王桂英"姑姑"。在王桂英的精心照料下，身体逐渐好起来，学习也很出色，考上了耀华中学。1978年，王桂英为女孩的父母落实政策而多方奔走，那些文件被女孩子无意中发现，王桂英只好把严酷的事实告诉了她，女孩哭倒在姑姑的怀里。

1979年，章奶奶家又出了大事。由于积劳成疾，老人的丈夫和儿子在一个月的时间里相继去世，儿媳妇带着孩子回了娘家。王桂英听说后，将孤苦伶仃的章奶奶接到自己家中。王桂英与萍水相逢的章奶奶共同生活了10年，直到老人去世，老人生病的时候都是她亲自护理。女孩学习非常努力，1981年考进南开大学，本科毕业后又被保送到河北工学院读研究生，后来到美国读书，取得了化学和图书馆电脑通讯两个硕士学位，毕业后到一所大学的图书馆工作。后结婚生子，在美国生活。

2000年以后，八十多岁的王桂英仍然参加护理界的一些活动，尽管她说话的时候语速较慢，但是仍然思维清楚，说话很有逻辑。每当台湾和香港护理界的朋友来天津的时候，她一定要亲自出席表示感谢。

2006年，王桂英一贯积极参加慈善公益事业，多次资助多名贫困家庭孩子上学，获得天津市红十字会授予的"荣誉会员"光荣称号。

2008 年 12 月 29 日，与她生活在一起的保姆发现她的身体情况有变化，第二天情况更加严重，12 月 31 日把她送进天和医院时她已经丧失了吞咽和语言功能，被医生确诊为脑部松果体瘤。她虽病重在床，但仍不忘奉献社会，2009 年 4 月 21 日，在南开公证处公证员及养女的见证下，王桂英签署了《捐献遗体志愿书》："我志愿将自己的遗体无条件地奉献给医学事业，为提高疾病防治水平，发展祖国医学教育，贡献自己的最后一份力量。"老人在捐赠书上这样写到，并亲自签上了自己的名字。

2012 年 1 月 29 日凌晨 4 时，王桂英老人在津去世，享年 92 岁。根据老人生前遗愿，她的遗体捐献给了天津中医药大学。被称为中国的"南丁格尔"的女人，走完了她平凡而又伟大的一生。她毫无保留地将自己的一切献给了医疗事业，献给了天津。

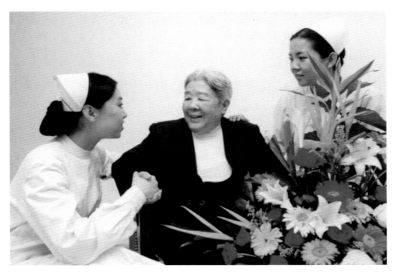

晚年的王桂英与护士在一起

二、对护理事业的突出贡献

（一）为发展天津护理事业献言献策

为了天津护理事业的发展，王桂英先后多次向上级提出较重大合理化建议十余项。1986 年，就护理管理工作，她提出了《当前医院护理管理工作的主要问题及解决意见》；1990 年，就培养高、中级护理人才，她提出了《关于改革天津市护理质量问题的调查报告》《关于对职工医学院开设成人教育的建议》《改革理顺护理教育制度的建议与设想》三项建议。1998 年，为推动医院实行学分制教育，她提出了《关于在临床护士中实行学分制教育的方案及建议书》，均被采纳。

（二）积极促进天津护士职称评定改革

1979 年国家人事部卫生部颁发文件规定的护理技术职称中没有主管护士这一档，王桂英多次找上级说明情况增加了主管护师，使初级到高级之间有合理过度，结构更科学。并提出"应以实际能力和贡献大小来评定护士的高级职称"，她的意见被采纳并制订详细的破格计划和标准，使一大批优秀的临床骨干护士和管理者进入到高级职称的行列，这既符合护理发展的历史，也符合实际工作的需求，为提高天津护士队伍的职称结构立功建树。原天津市护理学会名誉理事长、南丁格尔获奖者梅玉文还清楚的记得 1980 年她作为第一批"高护班"的学生听王桂英亲自授课的情景。当时，这个班有 42 名学员，来自全市的各大医院，后来多数都成为医院的骨干。

（三）提高天津护士教育水平

中华人民共和国成立后，中国的护理教育一直停留在中专阶段，天津市也只有一所中专护校。为把护理教育水平提上去，王桂英与其他专家提出了"在天津建设大本学历护理教育基地"改革提案，并进行了广泛的调研和奔走。她们的执着获得了市政府、卫生局和天津医学院院长朱宪彝的支持。1980 年，在她们的共同努力下，国家教育部决定率先在天津市实施护理专业成人大专教育、护理专业高等教育自学考试和临床护士学分制的继续教育。1983 年，又在天津医学院开设了全国首家护理系本科专业。从此，大专以上学历的护理人才出现在各大医院，不少人走上了医院的领导岗位。在全国较早完善护理教育体系，从单纯中专教育到大专成人教育、本科，这个体系的建立对天津护士整体素质提高具有深远的历史意义。

（四）对护理知识梳理总结传承创新

王桂英先后担任《实用护理人际学》《实用护理管理学》《实用护理美学》《基础管理学》《天津护理工作发展史》《医院护理管理概要》《护师技术考核标准及题库》《中级护师资格专业理论考试题集》《护理心理理论与实践》《技术职务序列改革意见的探讨》（《中华护理杂志》，1991 年 26 卷 5 期）、《不断完善天津市护理教育事业的初步探讨》（《天津继续教育杂志》，1992，6 卷 3 期）主编，对护理理论知识及相关考核内容进行系统梳理和规范。

参考资料

［1］天津护理．天津市卫生史志编修委员会．1996，10．

［2］天使永恒 烛光不灭［J］．天津护理，2000（04）．

［3］天使离去［J］．天津护理，2012（01）．

［4］张克森，姜月平．天津市护理界名人介绍：天津近代护理发展史研究［M］．天津：天津出版传媒集团，2016，09．

（胡　燕　王　丽　杜艳霞）

中国神经放射学科的开拓者
——吴恩惠

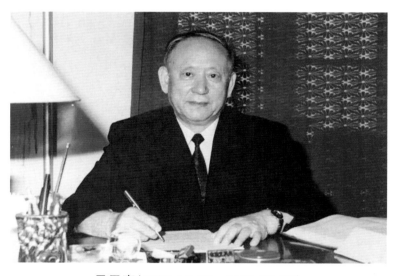

吴恩惠（1925.12.05—2009.06.20）

  吴恩惠，男，汉族，辽宁省铁岭人，中共党员。1943 年考入沈阳市辽宁医学院医学系，1948 年毕业。同年在原天津中央医院任实习医师。1949 年任外科医师。1950 年转入放射科，历任天津市总医院（天津医学院附属医院）放射科住院医师、主治医师及讲师。1962 年晋升为副教授。1978 年国家恢复教授制度，即晋升为教授，并被批准为硕士研究生导师。1984 年由国务院学位委员会批准为博士研究生导师。

  1988 年被北美放射学会评选为北美放射学会荣誉会员，先后被收录在英国剑桥国际传记中心出版的《世界名医录》及《世界名人录》。

  任中华医学会放射学会常委、副主任委员、名誉顾问，天津市医学会副会长兼放射学分会主任委员，天津医科大学总医院名誉院长，天津影像医学研究所名誉所长。全国临床医学教材评审委员会和医学影像学教材评审委员会主任委员，卫生部专业技术资格考试专家委员会委员。受聘为《中华医学杂志（英文版）》和《中华放射学杂志》等 15 种正式发行的医学刊物的名誉主编、顾问主编、资深编委。同时兼任国务院学位委员会通讯评议专家组成员、高等医学院校重点学科通讯评议组成员、卫生部大型医疗影像设备引进专家组成员、国家自然科学基金委员会生命科学部通讯评议组成员。

1958 年、1959 年、1978 年、1980 年，吴恩惠均被评为天津市劳动模范。1977 年被评为天津市先进教师。1989 年被评为天津市卫生行业优秀卫生工作者。天津市政协第七、八届委员，享受国务院政府特殊津贴专家。

2006 年 8 月 16 日，教育部向各地各高校发出决定，对北京大学姜伯驹等 100 名教师颁发"第二届高等学校教学名师奖"，并对获奖教师进行表彰，其中吴恩惠教授也被表彰在内。同年，又被评为国家级师德标兵。吴恩惠于1956 年加入中国共产党。多年来从事中枢神经系统影像诊断研究，培养博士14 人、硕士 11 人，其中 2 人已成为天津授衔专家，2 人获国务院特殊津贴，3人为博士研究生导师。

主要研究贡献

吴恩惠自 20 世纪 50 年代初开始从事放射学研究，在颅脑 X 线平片、脑室造影、脑造影、脑血管和椎管造影等诸多领域都做了大量研究工作。1955年在国内首次提出颅脑径线测量法和钙化松果体定位法。之后短短几年时间他就发表了三十多篇论文，其中几篇有很高的学术价值，不仅在国内处于领先地位，而且达到国际先进水平。他所创立的国人颅骨径线参数和测量方法，一直沿用至今，为许多教科书和参考书所引用。此外，他在胸、腹、骨关节、介入放射学等领域也有许多贡献，他提出的"国人长骨骨龄的正常标准"，至今仍是检查骨发育异常的重要标准，尤其在儿科和内分泌与代谢疾病的诊断中得到普遍应用。他主编的《中华影像医学》是中华系列大型高级参考书，代表了当时国内影像医学的最高水平。

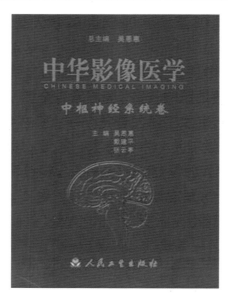

吴恩惠教授主编的大型高级参考书《中华影像医学》

1962 年吴恩惠编著了我国第一部神经放射学专著《颅脑 X 线诊断学》，此书对颅内脑血管病、肿瘤、颅脑损伤与先天性疾病等做了全面探讨，填补了我国放射学专业的空白，他也因此荣获天津市重大科技成果奖，该书被评为 1949—1977 年天津市重大科研成果。

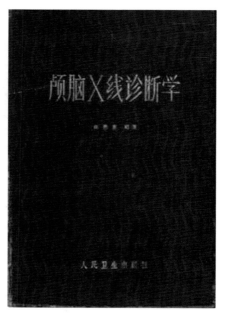

吴恩惠教授主编的《颅脑 X 线诊断学》荣获天津市重大科技成果奖

1978 年出版专著《颅脑五官 X 线诊断学》。此外，他参与主编的还有《肝胆胰脾影像诊断学》《泌尿系统影像诊断学》《英汉医学放射学词汇》等大型高级参考书、医学专著共 15 部，均为国内本学科领域首次出版的参考书。

20 世纪 80 年代，他又开始中枢神经系统疾病的 CT 研究，对颅内肿瘤、脑血管病、炎症、颅脑损伤、寄生虫和先天性疾病都做了深入探讨。他主编的《头部 CT 诊断学》于 1985 年 4 月正式出版，该书经多次再版印刷，是我国第一部 CT 诊断学专著，也是国内头部 CT 诊断学最重要的一部著作，荣获原国家教委 1991 年科技进步一等奖，1995 再版后荣获国家级科技进步三等奖。

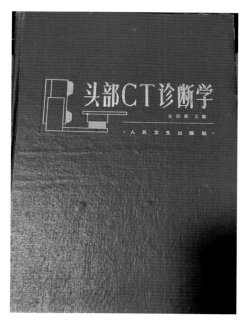

吴恩惠教授主编的《头部 CT 诊断学》荣获 1995 年国家科技进步三等奖

吴恩惠在教育方面也做了大量工作。20 世纪 50 年代，国内放射医学人才奇缺，他创办并主持了两届放射医学专科学习班，解了燃眉之急。60 年代，他又创办了由各省、市级医院的主治医师组成的颅脑 X 线诊断学习班，为当时我国神经放射学培养了第一批高级人才。1985 年他协助天津第二医学院创办"影像医学系"，适时又创办了全国首届 CT 诊断学习班和介入放射学学习班，为国家培养出不少专业型人才。

他曾担任全国高等医学院校规划教材《医学影像学》第一版至第六版主编，其中第五版获得全国优秀教材二等奖。他主编的《医学影像诊断学》获得全国优秀教材一等奖。

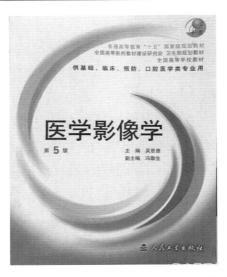

吴恩惠教授主编的全国高等医学院校规划教材《医学影像学》(1—6版)

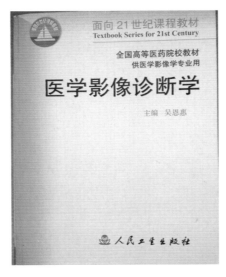

吴恩惠教授主编的《医学影像诊断学》获得全国优秀教材一等奖

吴恩惠长期从事临床放射学的医疗、教学和科研工作。他工作认真负责，刻苦钻研业务，并注意及时引进国外新技术，提高医疗水平。曾受周总理委派，为友好国家领导人会诊。他时刻关心放射学教育事业，积极参与创办我国第一个影像医学系，为我国培养出大批人才，有很多人已成为该学科的学术带头人或技术骨干。他曾荣获国家科技进步三等奖1项，省、部、市级科技进步一、二、三等奖7项，伯乐奖1项，多次被评为天津市先进科技工作者和先进卫生工作者。

吴恩惠教授生平

一、艰苦奋斗

1925 年 12 月，吴恩惠出生于辽宁省铁岭市的一个小山村，母亲在他 5 岁那年不幸离世，父亲又忙于生计，后来他就只得跟着两个舅舅一起生活。两个舅舅都是当地颇有名望的乡医，可能是受到舅舅们的影响，从那时起，"治病救人"就已经成为他毕生的宏愿。

为了自己的理想，为了更加系统而全面地学习医学知识，自沈阳文华中学毕业后，吴恩惠就考入了辽宁省医学院。任何成功的业绩都包含着艰苦的拼搏和不懈的奋斗。那时候在学校里，吴恩惠每天起早贪黑、孜孜不倦地学习，东北的夜晚天气尤其寒冷，气温零下二十多度，双手长满冻疮，甚至脓血滴落在书本上，他也全然不顾。因为家境贫寒加上学费又高，吴恩惠一直过着极为朴素的生活，养成了勤俭节约的习惯，少年的经历对他的一生都产生了极大的影响，即使后来生活好了，他也从未忘本。大学期间他只看过一场电影，临近大学毕业时为了买一本心仪已久的原版《科里斯多芬外科学》，他竟跑到医院卖了三百多毫升血。

1948 年，大学本科毕业后，吴恩惠即被分配到天津医学院附属总医院（现天津医科大学总医院）工作。1949 年，在充满欢乐与喜悦的炮声中，天津迎来了解放。中国共产党的好政策所带来的清新之风像雨露甘霖一样滋润着他的心田，他的内心从未感到如此的感激和欢喜！他发誓，他要努力工作，刻苦钻研业务，用自己的所知、所学报效祖国和人民。在外科工作一年后，他惊喜地发现放射学是非常值得探索的领域，它可以通过解读扑朔迷离的影像，捕捉到暗藏人体的病魔！但同时又充满挑战，研究放射学的基础，是要对内科、外科、神经科、五官科、骨科、儿科、妇科等各科都有所把握。面对困难，他毅然决然，主动要求到这个发展较晚、难度较大、被视为"冷门"的陌生领域去工作。

二、新中国神经放射学的开拓者

旧中国，还没有神经外科学专业，神经放射学领域更是一片空白。解放初期，神经放射学对颅脑疾病的诊断也仅限于 X 线平片。直到 1951 年，在赵以成教授领导和推动下，才在天津总医院成立了我国第一个脑外科。此时吴恩惠已在外科摸爬滚打了一年多，为了自己的远大理想，为了对国内空白领域的探索，同时也为配合临床需要，他主动申请调到放射科开展神经放射学工作。

当时放射学人才奇缺，搞影像学研究、书刊出版、做学术交流都遇到极大困难，国内也仅有几家规模较大的医院刚刚起步建设放射科。吴恩惠进入这个领域后，便以超人的洞察力和敢为人先的胆识，很快选择了神经放射学作为主攻方向，开始了不懈的探索和追求。他欣喜地将自己的全部精力都投入到科学研究之中，每天工作之余，他不是跑图书馆就是伏案写作、看片子、搞研究，一本厚厚的英文原版《外科病理学》愣是被他翻得稀巴烂。厚积薄发，短短几年时间他就接连发表几十篇论文。其中的两篇具有很高的学术价值，不仅在国内处于领先地位，而且达到国际先进水平。

吴恩惠靠着手头为数不多的学习资料，不断学习、实践和总结，终于在1959年写成了《颅脑X线诊断学》，这本书于1962年由人民卫生出版社出版。此书是我国神经影像学的第一部专著，系统地介绍了头颅X线平片、脑室造影与气脑造影、脑血管造影和脊髓造影的知识，每个部分都按检查方法和技术、正常X线所见、病理X线所见和疾病诊断加以介绍。该书配有290余幅照片，是吴恩惠多年实践、疾病诊断时，研究X线影像与鉴别诊断的心血！此书一出，就成为当时神经科医生人人手中必备的工具书，它影响了整整一代神经科医生！该书填补了我国放射学领域的空白，也因此荣获天津市重大科技成果奖。就在这一年，年仅36岁的他晋升为天津医学院副教授，这在当时，在全国都是屈指可数的。

1979年，上海华山医院引进我国第一台CT机。CT是放射学领域的重大技术进展，它最先用于颅脑检查，标志着影像诊断进入了一个新时代。一年后，天津医学院也购进一台CT机。1983年，吴恩惠总结了天津医学院附属总医院三年间的一万余例头部CT资料，主编了《头部CT诊断学》，这是我国第一部头部CT诊断学的专著，是吴恩惠对我国神经放射学领域的又一突出贡献。此书对CT机器的结构、原理、检查方法、正常图像分析、检查适应证等方面都做了系统而详尽的叙述。在介绍脑血管疾病时还附有脑血管造影对照图片。在国内CT机逐渐增多又缺乏参考书的情况下，这无疑对临床医生们是雪中送炭。

20 世纪 80 年代，核磁共振（MRI）引入我国。随后，CT 灌注、MR 灌注、SPECT – CT、PET 等新技术不断涌现。神经系统的诊断已从单纯形态成像逐渐向兼有功能成像的方式发生转变。吴恩惠在不断缩小我国与欧美发达国家影像诊断方面的实力差距上，作出了巨大贡献。

三、时事变幻

1964 年，四清运动开始了，一向视科学研究事业为生命的吴恩惠被莫名其妙地指责为名利挂帅、走白专道路。他愤而辩解道："我读书写作纯粹是出于习惯，再说，这也是为了科研工作，怎么是名利思想作祟、走白专道路呢？"但是，不管怎么说，他还是被批判。

紧接着，"文革"开始了。吴恩惠的教学和科研工作都被迫停止，图书馆也都关闭了。正值研究高峰期的他被安排到门诊部当值班医生。

他敢怒不敢言，他从未感到如此的憋闷，他的研究不能继续，每天他的精神都特别压抑。世界上可能没有任何一个国家，任何一个地方，居然能把读书、搞科研视为犯罪一样大逆不道，但在"文革"时期的中国就是如此。不管怎么样，吴恩惠都觉得不能坐以待毙，因此他将研究转入地下。

白天他在单位上班，晚上就转到地下室里搞研究。昏暗的地下室是多年存放档案和胶片的地方，那里充满着霉味和化学药品刺鼻的味道。平时，大家都不愿意去，因为刚一进去，就会被呛得眼泪鼻涕直流。实在因为需要进来取胶片或者查找档案，一般人也都待不了几分钟就会掩鼻逃跑。但就是这样的地方，对吴恩惠来说，却是一个极难得的、完美的"科研基地"。每天晚上在昏黄的灯光下，他早已忘却了难闻的气味和蚊虫叮咬的痛苦，欣喜地翻阅着一本又一本中外文资料，不断丰富着自己的头脑，贪婪地从中获取重要的知识。几乎每日都学习到深夜，入迷时，常两天一夜忘记睡觉。

莫嫌天涯海角远，但肯摇鞭有到时。"文革"结束后，吴恩惠出版了《颅脑五官 X 线诊断学》，这是他十几年如一日地在暗无天日的地下室里用心血熬成的文字，全书共 32 万多字，至今仍是国内重要的神经五官 X 线诊断方面的参考书。

四、桃李满天下

自 1952 年起，吴恩惠就开始担任河北医学院和天津医学院的讲师工作，他负责教授医学影像学。每每回忆，他经常说，最高兴的事就是给学生上课。只要站在讲台上，他就会把烦恼忘得一干二净。他乐于与大家分享自己的知识，希望在探讨中教学相长。在教学方式上，他常摸索将复杂的影像学原理用最简单的方式表达出来。他自制了许多配合自己授课的小教具和图片。例如讲到核磁共振的物理学原理的时候，本来特别枯燥、难理解的内容，他尽量讲地形象而生动，便于理解。他会用一个乒乓球代表质子在旋转，用西藏的小经轮表示自旋运动，用一把折叠扇骨表示质子的磁力，当扇骨散开时表示磁力消失，集中起来就有强磁力了。此外，他还亲手制作了颅脑 X 线诊断学教学幻灯片四千余张。

吴恩惠注重现场教学，每次讲课之前他都会认真备课，绝不照本宣科。他常说，讲课一定要注重声像效果，要针对听课对象制订适合的讲课策略。讲课时，还要根据观察现场听众情绪的反馈，不断调整方式，以便突出重点，让听众记忆深刻。他极力反对填鸭式说教，一定要注重积累实践经验，尽力做到教与学、讲与听融为一体。

学生们都特别喜欢听他讲课。听他讲课，会让人感觉原本枯燥乏味的知识，已经变得那么生动有趣，让人记忆深刻。他总是深入浅出地引导学生将零散的知识融会贯通，感受医学影像知识的神奇；他总是用最简单的方式，讲最难记忆的内容；他总是结合具体的病例，抑或有趣的经历将重要的知识娓娓道来。这大概只有像吴恩惠这样，拥有着渊博学识和春风化雨般师德魅力的人才能做到。笔者有幸曾在大学本科入学时，一睹吴老的风采，当他站在讲台上，神采奕奕、精神矍铄地为大家讲课时，难以想像当时他已八十多岁高龄。

20 世纪 50 年代初，吴恩惠编讲义、写教材，以多种形式开展了"放射技术"的进修班、培训班。20 世纪 50 年代末，他主持了两届放射专科学校学习工作。20 世纪 60 年代，神经放射学才算崭露头角，他又举办了"颅脑 X 线诊断"学习班，当时的学员大都是来自全国各省、市级医院的主治医师，学习班的开展为祖国培养了大批优秀的专科人才，好多学员后来都成为了国内著名的放射学专家或各省市放射医学学会的专家主委。

20 世纪 70 年代至 80 年代，吴恩惠受国家卫生部的委托，在天津医学院举办了面向全国招生为期一年的放射科医师进修班，共举办二十多期。当时卫生部在全国也仅委托天津和上海办过此类进修班，足见天津放射医学的顶尖水平已得到全国的公认。后来，吴恩惠紧跟形势，又适时地创办了全国首届 CT 诊断学习班和介入放射学学习班，为新兴技术的发展，培养出一大批专业人才。1985 年，吴恩惠协助天津第二医学院创办了"影像医学系"，每班设有学员 30 名，学制 5 年，每届毕业生各大医院抢着要，供不应求。看到如今祖国放射学人才济济，吴恩惠功不可没。

吴恩惠治学严谨，惜才如金。他对青年医生、学生言传身教，热忱指导，毫无保留。不管是谁，送交给他审阅文稿，无论手头工作多么繁重，他也常常第二天就把仔细修改过的文稿转交回去，就连错误的标点符号都会一一改过，既要为他们指点迷津，又要培养科学严谨的工作态度。吴恩惠十分喜爱他的学生们，他总是会委婉善意地指出学生的错误，他的关心和尊重，让人感到无比温暖。吴恩惠一直秉持"授人以鱼不如授人以渔"的培养人才的理念，他做事一丝不苟，以身作则，又放手让学生们自己参与研究过程，不断在实践锻炼中逐渐成长。

吴恩惠先后指导了共 25 名研究生，其中博士 14 人、硕士 11 人。他们都已成为学科带头人或领域学术骨干，5 位已成为博士研究生导师，诸如放射界知名教授张云亭、白人驹、祁吉、于铁链、王振常等都是他的学生。吴恩惠从事医学教育近 60 载，兢兢业业，可谓桃李满天下。

五、至高荣誉

1988 年 11 月，北美放射学会第 74 届科学大会，在美国芝加哥 MCCormickPlace 科学会堂如期举行。北美放射学会是代表全球放射学最高水平的会议，每届都有来自世界各国的几千名专家学者受邀参加。而此次会议中，在仅有的 4 个主席席位上，端坐着一个相貌堂堂的中国人，他就是吴恩惠。这是中国人首次登上北美放射学会科学大会的主席台，也是第一次获得了该学会"荣誉会员"的称号。

北美放射学会从 1970 年起设立"荣誉会员制"，以表彰那些在放射学和相关医学领域作出卓越贡献的专家学者，原则规定每年仅评选 1~3 人，由于要求过于苛刻，直到 1988 年的这 18 年间，只有 33 人被纳入会员年鉴上，其中亚洲地区仅有 2 人，吴恩惠就是其中一位。当大会主席向与会专家介绍了吴恩惠在放射学领域作出的杰出贡献，并宣布他被选为北美放射学会荣誉会员时，全场都爆发出热烈的掌声！

吴恩惠用流利的英语致答谢辞："我只是做了我应该做的事，获得如此高的荣誉，我感到很荣幸，也很高兴，因为这不仅是我个人的荣誉，更是我的国家放射学界的荣誉！"

参考资料

［1］天津市教育委员会．天津教育年鉴.2009 年［M］.天津:天津社会科学院出版社,2009.

［2］杨丕丕,高勇安,邹左功.新中国神经放射学泰斗——吴恩惠教授［J］.中国脑血管病杂志,2005,2(11):488-491.

［3］汪敏华.一位中国放射学专家的功名财富——记放射学专家吴恩惠［J］.科学学与科学技术管理,1996,08:50-54.

［4］汪晓.医学影像,今生有约——访吴恩惠［J］.放射学实践,2000,15(1):76-77.

［5］肖学利.放射学家吴恩惠——用另一双眼睛看世界［J］.生活与健康,2006,09:14-16.

［6］佚名.敬业奉献追求至善——深切衰悼吴恩惠教授［J］.医学影像学杂志,2010,20(003):443.

［7］佚名.著名医学影像学专家吴恩惠教授［J］.癌症:英文版,2004(05):1.

（李　博　王　辉）

天津药学学科历史

谈到中国现代医学发展，离不开现代药学。而天津的现代药学主要以天津医学院药理系和各大医院药剂科发展为主线。这就需要先从天津医学院药理学及其前辈说起。

1951年6月，当时的政务院批准成立天津医学院（现天津医科大学的前身，下同）。这也是新中国兴办的第一所医学院校。药理学教研组随即成立。由王国祥担任组长。彼时卫生部委托协和医学院举办首届药理学高级师资班，王国祥进入第一届高师班，在协和医学院进行了为期一年的专业学习。随后周元晏、张才丽作为第二批师资班学员参加了学习，毕业后分配至天津医学院，与随后调入的宋汉英教授一起，成为天津医学院药理学科的第一代师资，宋汉英、王国祥、张才丽先后担任教研组、教研室主任。他们潜心教学和学术研究，使天津医学院药理成为最早招收硕士研究生的学科之一。

1977年初版问世的大型工具书《医用药理学》由同济医学院药理科吕富华教授、天津医学院宋汉英教授、上海医学院药理科杨藻宸教授倡导，并由杨藻宸教授负责主编，以上三所医学院部分教授外，尚有北京大学医学院、大连医学院、广州中山医学院部分药理科教师参加编写和审定稿会议。后来又扩大编写单位而增加福建医学院、浙江医学院以及国外部门等。仅从第一版至第三版《医用药理学》多次印刷，发行量就已高达20万册。该书共发行4版，曾获国家教委颁发的全国高等学校优秀教材奖。天津医学院的宋汉英、王国祥、周元晏、张才丽、韩永晶、郭连芳、何洁虹等参与了此书的编辑工作。

自80年代起，天津一些药学教授的研究逐渐在国内外引起同行重视，如宋汉英教授关于前列腺素的生物鉴定与药理研究、王国祥教授关于抗心律失常药的联合应用机制研究、周元晏教授在药物作用的受体理论方面的研究以及张才丽教授关于临床药理学研究等。

王国祥教授关于牛磺酸抗心律失常和心肌保护的基础研究先后多次获得国际氨基酸治疗学会议的邀请，并于90年代初受邀赴美出席国际会议，研究成果刊于（Adv Exp Med Biol 1992，17（7）：427）。

周元晏教授在长期的科学研究中总结出药物存在自抗与它抗作用，该理论方面的研究曾在国内南（上二医金正均）北（天津医学院）药理学界引起学术争鸣，成为药理学一段佳话，其研究理论"药物与受体1：药物的自抗作用与它抗作用"最早刊于《天津医学院学报》（1979，2：112），周元晏教授不仅是一位药理学教授还是一位诗人，2015年88岁高龄的老先生还出版了一部《秋叶楼诗词》一书。

在陈宗宽教授的帮助下，张才丽教授曾多次赴美进修，回国时自费购置一台苹果计算机用来培养教研室的青年教师，并借此开展临床药理学的研究。她娴熟的英语口语曾在全国多所院校开展英语教学的示范授课。从第一代药理学前辈开始，天津医科大学药理就坚持在教学中参考引用被国际同行誉为"blue bible of pharmacology."的《Goodman Gilman's Pharmacological Basis of Therapeutics》，延续至今已经成为几代药理人的教学传统。客观讲，受当时条件限制，第一代药理学前辈并未给药理学科留下多少设备资产，但是他们留给后人踏实、勤奋、求是、团结的学科精神却是学科最宝贵的精神财富。

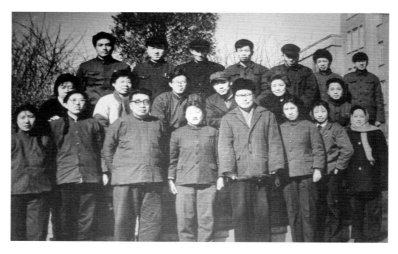

1978年药理教研室（前排右四、右六分别为宋汉英教授，王国祥教授，第二排右二是张才丽教授，第三排右二是周元晏教授）

天津医学院第一任药理教研室主任
——宋汉英

宋汉英，男，1912 年 11 月 21 日出生，江苏省苏州市人，1939 年 6 月以优异成绩毕业于北京协和医学院，并获得医学博士学位。曾任北京协和医学院药理系讲师，苏州东吴大学药专药理学教授兼任华东苏州干部医院肺科主任；任天津市生理学会理事长；天津市药理学会理事长；《天津医药》及《国外医学》分册杂志的编委等职。

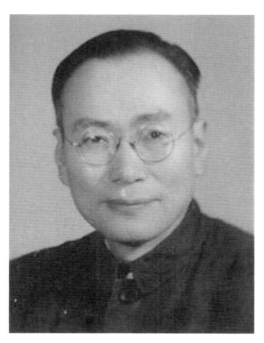

宋汉英（1912. 11. 21—1989. 9. 25）

厚德载物，发展天津药理学

新中国成立后，于 1953 年应原天津医学院院长、内分泌专家朱宪彝教授的邀请，宋汉英来天津任天津医学院药理学教研室主任，教授、硕士生导师。

宋汉英教授多次参加全国统编药理学教材和药理学参考书的编写与审定工作，是新中国第一部高等医学院校《药理学》统编教材的主编之一，为我国药理学的发展及医学教育事业作出突出贡献。他一生为人正直，工作认真，治学严谨。在五、六十年代即开始指导硕士生及药理专业生，为培养祖国新一代医药卫生人才呕心沥血。在他主持药理室工作期间，以公正、民主、宽厚、勤奋的美德带出药理教研室好的科风、学风，得到全科及全校师生的敬重与爱戴。由于他出色的工作，多次被评为校级先进教师并于1956年荣获天津市劳动模范称号。

宋汉英教授不只在药理学方面，还在化学治疗研究方面有很深的造诣，曾在国外发表有关内分泌及黑热病的化学治疗研究论文十余篇，发表前列腺素机理研究文章多篇，得到同行专家的赞誉。

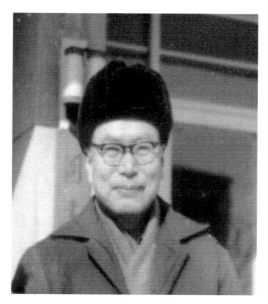

宋汉英，天津医学院药理学教研室主任，教授、硕士生导师

亦师亦友，培养下一代

据宋汉英教授的同事张才丽回忆："从1954年我到天津医学院药理教研室工作，当时主任是宋汉英教授。他时时刻刻以培养青年为自己的责任，他给我各种机会，安排我讲课、带实验、做科研、搞翻译、写书、管仪器、管药品等，但是他从来不宣扬自己，默默无闻地做师资培养工作。宋教授教我们做文摘，把英文文献翻译成中文后，做文献，他负责修改。刚开始时他改我的

文摘，改的满页是红字，逐渐宋教授的红字越来越少而我的文摘越来越好。我记得特别清楚的一件事情是：1958 年的一天，宋教授为了要去上海参加编写《药理学》前，叫我两天后替他给学生上大课。当时我是助教，他怕我来不及准备甚至无私地把他的讲稿给我用，帮我渡过难关。"

黑暗过后是曙光

宋汉英教授热爱党，热爱社会主义教育事业。在周恩来总理关于我国高级知识分子加入中国共产党的号召下，1956 年加入中国共产党员。但就是这样一位优秀的药理学家却在"文革"期间也未能幸免，在天津医科大学内被监督劳动。但宋汉英在黑暗笼罩的年代，仍然对国家充满希望。他忍辱负重，等候春天的来临，所以尽管受了多么大的打击，他都默默承受，不屈不挠。"四人帮"倒台了，他继续回到自己的教育岗位，教授药理学，于 1987 年退休。1989 年 9 月 25 日在天津病逝，享年 77 岁。

宋汉英教授是学生信得过的好教授，是成千上万名学生的好导师，是我党优秀的共产党员，是成果卓越的药理学家，是永远活在我们心中的前辈。他的精神，永远留在我们的心中，他是老一辈教育工作者的楷模，永远激励着年轻一代教育工作者奋勇向前！

天津医学院第二任药理教研室主任
——王国祥

王国祥，男，1922 年 1 月 26 日出生，河北省唐山人，中共党员，今年已 99 岁高龄。1949 年毕业于北京大学医学院医学系，同年任天津第三医院内科医师，1951 年调入天津医学院，为药理教研室的主要筹建者之一。1952 年在北京协和医学院药理科第一届药理学高级师资进修班学习。1959 – 1962 年在原苏联医学科学院药物研究所和莫斯科心血管外科研究所药理室进修。历任天津医科大学药理教研室副主任、主任并兼任党支部书记多年。于 1990 年 12 月离休。特别令人敬佩的是，离休后仍然每天自己一人到医学院看书学习，一直坚持到 2020 年，受疫情影响，才停止了这种多年的学习习惯。

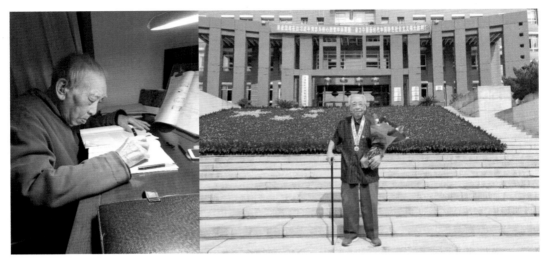

王国祥（1922.1.26—）

以教学为己任，承上启下

王国祥教授多年从事教学第一线工作。在教材建设中曾主编《临床药学》；参编在全国有影响的药理学教科书及专著数册，如《医用药理学·第四版》《分子药理学》《医用药理学基础 第一版》《药理学》《高等临床药理学教程》《药理学与药物治疗学》等著作。王国祥教授曾担任《医用药理学》和《药理学与药物治疗学》的编委并受聘为国家教委、北京医科大学外国教材中心研究小组成员，负责评议和介绍国外优秀药理学教材。不仅对本校乃至全国药理学教学、教材的发展、建设均作出突出贡献。

教学之余，不忘科研

王国祥教授一生从事心血管药物的科学研究工作，作为学科带头人他亲手组建了心血管药理实验室，从无到有，克服了种种困难，领导该科研组承担并完成国家自然科学基金资助课题：《抗心律失常药联合应用药效学及药代学研究》（1985－1990）；《牛磺酸的心肌电药理学研究》（1992—1994）。自1980年以来，在国家一级药理学专业杂志发表了有关牛磺酸研究论文三十余篇，引起国内外学者兴趣。

王国祥开始研究牛磺酸抗心律失常的作用以及后来指导研究生进行该方面的研究之初，国内研究牛磺酸的单位很少，只有北京大学医学院研究牛磺酸对心脏的保护作用，当时国内只有天津和北京两家单位做此工作。

1991年曾应邀参加美国阿拉巴马大学召开的国际牛磺酸学术会议。王国祥教授在抗心律失常药物联合应用，及牛磺酸抗心律失常作用机制研究方面，取得一定成绩，是国内最早进行这方面工作的先行者。

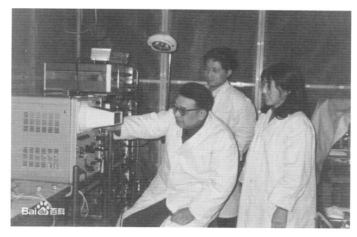

王国祥教授亲手组建了心血管药理实验室

频频获奖，后辈楷模

有关《牛磺酸抗心律失常作用及机制研究》1995 年经国内同行专家鉴定获得国家教委科技进步三等奖，受到国内外学术界重视。然而他将所取得的一切荣誉归功于集体，作为鼓舞同事们前进的动力。

《医用药理学》获国家教委颁发的全国优秀教材奖、《医用药理学基础》获卫生部颁发的高等院校优秀教材一等奖(台湾晓园出版社曾再版此书)。

曾多次评为校、局级先进教师和先进工作者，并荣获国家教委颁发的"从事高校科技工作四十年成绩显著"荣誉证书和天津市卫生系统"伯乐"奖。

参考资料

［1］药理通讯微信公众号，2020.12.25.

［2］张才丽.献身祖国的医学教育事业［J］.生理科学进展，2010，41(3):161－164.

［3］王国祥(天津医科大学教授、药学专家)百度百科词条.

［4］原天津医科大学药理教研室康毅教授提供部分内容.

［5］原天津市药学会王克新秘书长提供部分内容.

［6］宋汉英个人头像照片由宋汉英家人提供.

［7］王国祥照片由家人提供.

朱宣光与天津临床药学

在天津临床医学发展史上有一位不可抹去的人物，1986年主编并出版我国第一部临床医学的学术性著作《临床药学》，为此后临床药学的发展奠定了基础，他就是朱宣光教授。

朱宣光，男，1915年12月出生，山东省高密县人，1937年9月毕业于山东齐鲁大学医学院药学系，毕业后早期在上海罗氏药厂科学部任编译等工作。1946—1950年在天津达仁学院经济系脱产进修，获得经济学学士。他沉淀学习充实自己，储存知识为今后的教书育人打下坚实的基础，为医学事业献身的热情永远在朱宣光的心中燃烧。

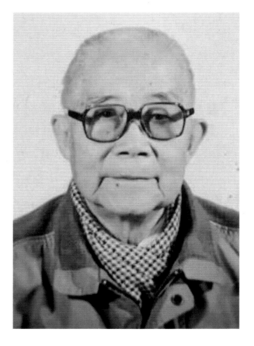

朱宣光（1915.12.7—1999.10,9）

教书育人，培养医学人才

1950—1956年期间，朱宣光在天津卫生学校任教员，为学生讲授分析化学、药物鉴定、拉丁文等多门课程，同时 1954 年还在天津中医进修学校任药理学教师，为天津市解放初期培养了诸多药学专业人才。1955 年朱宣光参与创办了我国省市级第一个药物研究机构——天津药物研究室（天津市医药研究所前身），并在 1955—1957 年期间担任天津市药物研究室主任。1957 年在天津市药物研究室的基础上成立了天津医药科学研究所。1958 年起朱宣光任天津市医药科学研究所情报室主任，直至退休。

砥砺前行，奠定天津临床药学

1957 年被定为"右派"，1977 年才得以平反。在被定为"右派"的二十年时间里，朱宣光一直蛰伏于天津市医药科学研究所情报室，管理图书的同时，不忘学习，具有先进思想，阅读多国书籍和刊物等，在黑暗中前行，他相信党和国家最终会给他一个公道。从此，朱宣光以医学研究出版事业为阵地，1957 年在全国范围内第一个提出分子生物学与药物研究的关系，他的多次学术报告在药学界具有引领作用，如分子生物学与医学科学研究的关系、生物周期节律与药物研究的关系，药代动力学与临床药学及医学经济学的关系等。1978 年，他参加编辑了《国家基本药物》一书，1986 年主编出版《临床药学》一书，它是我国第一部此类性质的学术性著作，为此后临床药学的发展奠定了基础。

担任天津市药学会副理事长

1978 年，德高望重的朱宣光被众多医学工作者选为天津市药学会副理事长兼秘书长一职，这是对朱宣光的一种肯定和尊重。天津药学会朱宣光的同事说，工作中他最常说的一句话就是："能用老药用老药，老药解决不了，再用新药。"这句话对于和他一起工作的同事受益匪浅，在当时的年代，他本着对患者高度负责的态度，把这句话传达给同事和学生。老药临床经验丰富，新药也许见效快，但临床经验少，不良反应无法预料。朱宣光严谨的考虑，值得现代临床医学工作者学习，一切以患者为中心考虑问题，在自己的岗位发光发热。

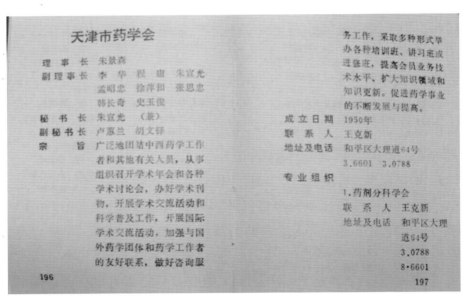

朱宣光任天津药学会副理事长兼秘书长

语言强者，热心帮助同事

朱宣光精通多国语言，熟练掌握英语口语，可以翻译、口译及书写文章。还可以翻译德、日、拉丁语文章，并能熟练运用英文、德文系统地查阅情报文献，掌握国内外最新医药学发展动态，及时为医药科学研究所提供科研资料。朱宣光为人谦和，从不炫耀自己的能力，严于律己，善于与同事合作，淡泊名利。据王克新主任回忆，20世纪80年代，与朱宣光一同去广州开全国药学会的路上，在火车卧铺上遇到一位来自德国的同行者，朱宣光自然而然地与之交流，由于这件事，才知道朱宣光不止擅长英语还很擅长德语。

工作之余，还热心帮助同志学习外语，在医药科学研究所为出国进修人员举办英语培训班，为天津市医药界培养高、中级专业科技人员做了一定工作；在1980年获天津市科委培养人才奖和学会活动积极分子奖。

纵观朱宣光的一生，可谓是命运坎坷而收获甚多。但是他几十年如一日，不管经历什么，依然热爱中国的医学事业，热爱中国的临床医学事业，奉献自己的人生。为国家培养专业的人才，为中国临床医学奠定基础，为医学研究事业奠定基础。他的思想和精神，令人肃然起敬，值得我们学习！

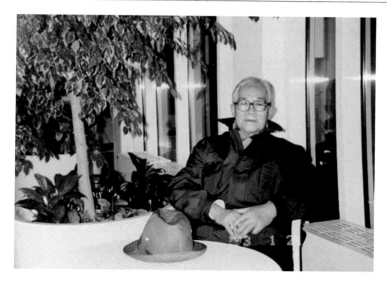

朱宣光教授

参考资料

[1] 朱宣光家人提供个人照片和部分内容.
[2] 原天津市药学会王克新秘书长提供部分内容.
[3] 朱宣光个人照片由朱宣光家人提供.

胡文铎与天津医院药学的发展

幽默和实力并存

胡文铎，男，1925年2月6出生，安徽凤阳人。在北京大学就读医学院药学系期间，曾与同学一起说相声，语言能力强，说学逗唱，样样精通，为人风趣幽默。1948年大学毕业后，任天津私立天和医院药师，1956年调任天津市第一中心医院药剂科任主任，1966年又调任天津医院药剂科任主任。曾历任中国药学会理事、《中国药学杂志》《中国医院药学杂志》编委、中国药学会天津分会理事长、天津新药审评委员会委员、天津市自然科学领域中青年授衔专家评议委员会药学专业评议委员会副主任委员、天津医科大学药学院兼职教授。

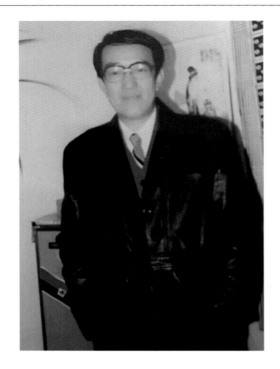

胡文铎（1925.2.6—1998.7.26）

发展天津药学

胡文铎主任在医院药学战线上兢兢业业工作50年，成绩卓著，是我国药学界知名的医院药学家。20世纪50年代为振兴中医药努力学习和继承祖国医药学。注重开展中药药理研究工作，并先后发表了《辛夷对家兔角膜刺激性的实验研究》（1958）、《中药十八反的初步探讨》（1960）等论文。20世纪60年代初，为解决临床给药经常遇到不同药液的各种浓度计算问题，他深入病房，了解临床用药中有关浓度计算的各种情况，撰写了《介绍一种溶液浓度计算方法》，在《药学通报》上发表（1964）。该文计算原理清晰，方法简易，深受临床医护人员的欢迎。"文革"期间，胡主任被安排在制剂室工作，虽然不得不离开了心爱的医院药学工作，但他干一行爱一行，在制剂室工作中克服困难，开展医院制剂新品种的研制，先后成批地制备了卡那霉素、庆大霉素、酚磺酞注射液、氨丁三醇注射液等制剂。这不但解决了临床用药供应的严重不足，而且为临床增添了制剂新品种。1975年参加医疗队，针对农村缺医少药的情况，他在天津市宁河县板桥卫生院亲自主持建立了制剂室，制备出了符合质量标准的卫生院需要的一些制剂，这在当时天津市其他郊县卫生院是绝无仅有的。胡文铎主任很早就提出药师深入临床很重要，并身体力行地指导合理用药。

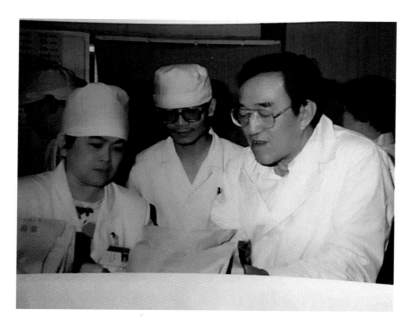

胡文铎在医院药学战线上兢兢业业工作 50 年

　　胡主任作为天津药学会理事长倾心尽力地推动天津药学界开展学术交流活动。在 80 年代初，天津药学会恢复了各种形式的学术活动，每月最少举办两次。他在天津市卫生局药政部门领导和支持下，首先由 14 家医院组成"临床药学情报组"，定期出版《临床药学通讯》，大力推动天津各大医院开展临床药学工作。从 1986 年起，在他倡导下，由天津药学会发起，联合北京、河北、山西、内蒙古等地药学会举办"华北地区药学学术研讨会"，至 1998 年举办了 7 届。1987 年他积极组织天津药学会与天津市医药管理局医药信息所，联合编辑出版了《天津药学》杂志，该杂志已成为天津与各兄弟省市药学界学术交流的新园地。

中国药学会天津分会
成立日期 1951年
本届理事会届次
会员人数 1500人
理事长 胡文侠
副理事长 韩临鸿
秘书长 王文仲
副秘书长 王克刚
工作委员会名称及负责人
　组织委员会，主任委员 王文仲
　学术委员会，主任委员 刘益群
　科普委员会，主任委员 郭前岩
　编辑出版委员会，主任委员 叶咏年
　咨询委员会，主任委员 孟昭忠
学术组织名称及负责人
　药剂分科学会，主任委员 郑翔骅　副主任委员
　叶咏年 郑普 张松芳
　药理分科学会，主任委员 周之荣　副主任委员
　徐学仁 秘书 井连平
　河北分科学会，主任委员 刘德群　副主任委员
　张荣金 秘书 彭同泉
　药分分科学会，主任委员 周静远　副主任委员
　王祥 秘书 刘俊泰
　中药及天然药物分科学会，主任委员 蔡连桂
　副主任委员 张允员 秘书长 纪长青
　抗生素分科学会 主任委员 王文仲 秘书 赵静宜
出版物 《天津药学》双月刊 全国公开发行
挂靠单位 天津市卫生局
34

办公地址 天津市河西区气候路卫纬14号
电话 31,2283
邮政编码 300074
专职干部及具体负责人 王克刚

中国药学会河北分会
成立日期 1976年恢复成立
本届理事会届次 1985年6月组成第二届理事会
会员人数 2000人
名誉理事长 陈牧群
理事长 郑国华
副理事长 巴根尔 燕地群 杨文彬
秘书长 巴根尔
副秘书长 王秀杰 宋景 毛英良
工作委员会名称及负责人
　学术活动委员会，主任委员 燕地群
　编辑、科技咨询委员会，主任委员 杨文彬
　教育科普委员会，主任委员 丛月华
　对外学术交流委员会，主任委员 巴根尔
　组织建设工作委员会，主任委员 牛屈
学术组织名称及负责人
　药剂分科学会，主任委员 商颐华
　消化抗生素分科学会，主任委员 杨泮君
　药分分科学会，主任委员 刘桂云
　中药天然药分科学会，主任委员 刘振清
出版物 《河北药学》 不定期 国内发行
挂靠单位 河北省医药公司
办公地址 石家庄市合作路25号付1号医院
35

天津药学会职能表

　　在繁忙的医院药学工作中，胡主任始终笔耕不辍，发表了多篇论文。诸如：《介绍新抗高血压药多巴胺脱羧酶抑制剂—甲基多巴》(1964)；《开展临床药学势在必行—临床药学的内容及开展临床药学的重要性》1991)；《非甾体抗炎药的现状及进展》(1993)，《亟待开拓的新领域—药物流行病学》的专论(1993)等。他先后主编或参与编著的书，已出版的有：《临床药学》(1987)《药理学》(1989)、《临床骨科医师手册》(1994)《国家基本药物及新特药临床指南》(1996)。他应邀参与有关卫生部门组织的技术标准的制订，如《中国医院制剂规范》等。

师者，传道受业解惑也

　　在药学教育领域，胡主任勤奋耕耘，教书育人。自1951年起，他先后在天津药学讲习所、天津卫校药科、天津医学院药学进修班、天津医科大学药

学院兼职担任药学专业的教学工作。他的学生遍布天津市以及其他省市、部队的医院、药厂。胡主任退休前后，几乎年年利用业余时间，为学会或院校组织的药学外语班，系统讲授专业英语，为提高天津市医药人员外语水平，作出了贡献。为培养临床药学人才，1982 年初，开办两期"临床药学培训班"。1991 年，又组织了由全市各医院主管院长药剂科主任参加的"临床药学血药浓度监测学习班"，除请有关专家授课外，他也亲自讲授。胡主任还带领药学专业人员，针对临床用药存在的问题确定专题，深入临床研究解决，受到患者的欢迎和好评。

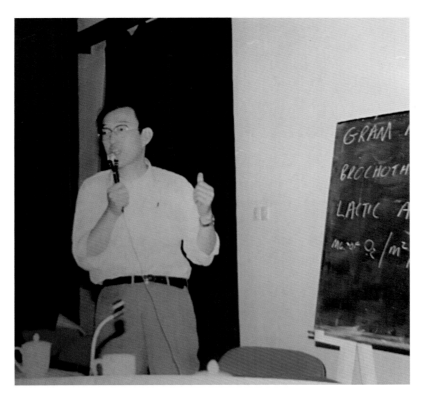

胡文铎勤奋耕耘，教书育人

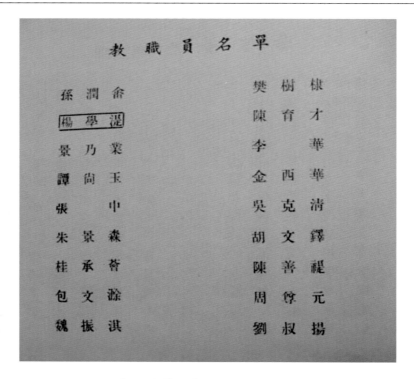

1952 年天津药科学校同学录教职员名单

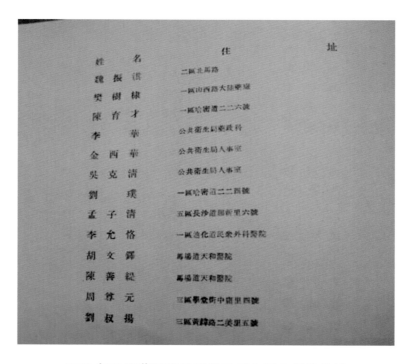

1952 年天津药科学校同学录胡文铎主任的住址

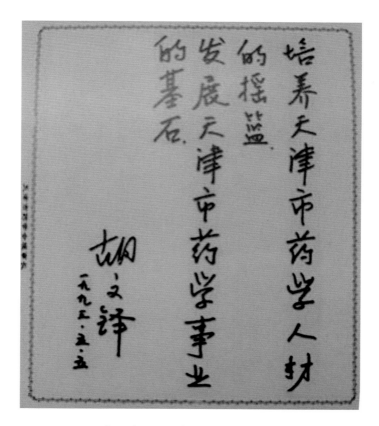

胡文铎 1993 年 5 月 5 日题字

春蚕到死丝方尽

胡主任是天津医院享受国务院政府特殊津贴的主任药师，在生命的最后时期，虽然年事已高，病疴在身，但仍然精神矍铄地做一些力所能及的工作和参加一些社会活动。他利用自己丰富的药学理论知识与医生合作，顽强地与癌症作斗争，堪称"抗癌明星"，为人们所敬佩。1998 年，一个优秀的药学专家离开了我们，但他的精神会一直延续下去，值得我们后人敬仰和学习。

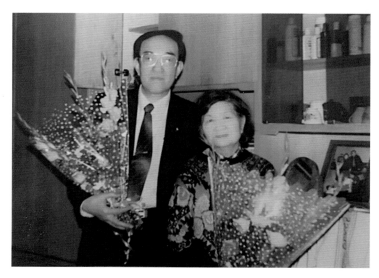

胡文铎夫妇伉俪情深

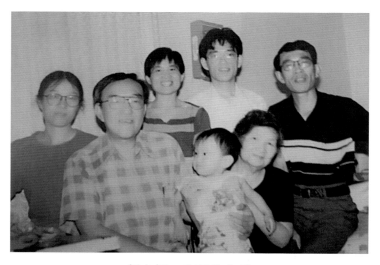

胡文铎一家天伦之乐

参考资料

［1］叶咏年，徐学锐．我们的良师益友学习楷模——记医院药学家胡文铎主任药师［J］.
　　天津药学 1998，10(3)：90－91.

［2］徐学锐.医院药学家——胡文铎主任药师［J］.中国医院药学杂志,1997,32(8)：502－503.

［3］原天津市药学会王克新秘书长提供部分内容.

［4］胡文铎个人照片由胡文铎家人提供.

感　谢

　　天津药学学科历史的编写离不开以下专家及老师的帮助，在此表示感谢，他们（排名不分先后）是：原天津医科大学副校长、基础医学院院长、药学院院长、药理教研室主任娄建石教授，天津医科大学药学系书记高卫真教授，原天津医科大学药理教研室康毅教授，原天津市医药科学研究所詹丽梅所长，天津市医药科学研究所祝君梅研究员，原天津市药学会王克新秘书长、天津市食品安全检测技术研究院宋立刚副院长，天津医院创伤骨科叶伟胜主任，天津医院药剂科房德敏主任。

（任　耘　陈洪章　王雨萍　陈新欣　李　妍　漆蜀杰　孙朝静）

助力天津医学发展的大功臣
——陈宗宽

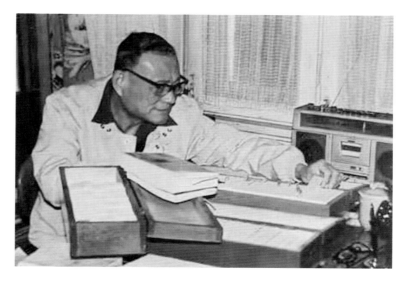

陈宗宽（1917.2.27—1991.7.21）

谈到天津现代医学的发展，不能不提及非临床医学专业的一个人，那就是为天津医学发展及国际交流作出巨大贡献的陈宗宽教授。虽然我国学习英文的优秀人才众多，但几十年钻研医学英语并在早期为医学事业默默作出巨大奉献的教授，唯陈宗宽先生莫属。

康熙年间，陈宗宽教授的祖上从原籍浙江绍兴上虞来天津做官，1917 年 2 月 27 日陈宗宽生于天津。

1940 年陈宗宽以优异成绩破格被燕大录取。他原在北师大读英文系已三年，本不能转入燕大四年级，但经系主任谢迪克教授一试之下，竟打破常规，准许他插班入学,并给予奖学金的补助。

平时相互切磋,同学们都很佩服他的英文,因为英文水平好,老师和同学们送给他一个雅号:"宗宽男爵",这个雅号一直流传到中华人民共和国成立后他到天津医学院执教。他在燕大的毕业论文是翻译王国维的《人间词及人间词话》,论文写成后深得谢迪克(译音)教授赏识,并在英国出版。因为成绩优秀,1941年毕业,陈宗宽即被学校录用。

太平洋事变爆发后,学校蒙难,美好的燕园被践踏,师生被逐,他只好回到天津汇文学校教英语。日本投降后,陈宗宽曾任北平美国领事馆新闻处秘书。中华人民共和国成立后,他在一家进出口贸易行做翻译工作,后由贸易行转入医学院任教,其间也受些挫折。

陈宗宽教授平时拉得一手好京胡,音色很美。他经常与好朋友如生物化学家赵宝礽教授、生理学家张家驹教授凑在一起拉京胡,而且喜欢自己动手组装京胡,自拉自唱自得其乐。陈老曾邀请过天津京剧院京剧名家李莉到家里为她拉京胡清唱。陈宗宽教授以杨宝忠等人相比,曾经说:"很后悔念上了abc,不然的话,专门吃胡琴这碗饭,早已名利双收了。"

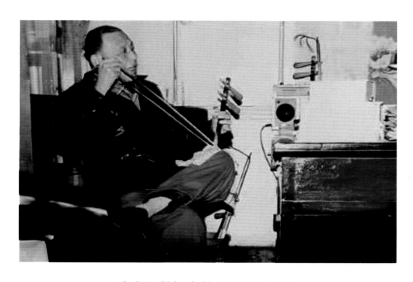

陈宗宽教授自拉自唱作为乐趣

陈老当年就读于燕京大学,与多位在燕京大学任教的美国教授建立了很好的关系。尽管这种师生之谊在"文革"中被中断,但"文革"结束后,马上又恢复了联系。1987年春,中国已改革开放,年逾八旬的美国谢迪克教授专程从美国来到天津看望自己的燕大得意门生陈宗宽。那天，笔者出国前去他家辞行，恰巧目睹了这感人至深的师生之谊。我到了重庆道育文坊他家，陈宗宽教授正在为当年的老师翻译小儿子陈道明新拍的尚未剪辑的电视连续剧《末代皇帝》毛本。多年患有慢阻肺、肺气肿的陈老正在费力地一句一句地翻译。我见状，赶忙接替他翻译了一集，以便让老人家喘口气，当时在场的还有马三立、骆玉笙等文艺届前辈。

正是他与燕大美国老师们的这种友谊和人脉，"文革"结束后，陈宗宽教授帮助了很多医学家到美国留学或者学术交流。他不光为这些医学家们写推荐信，有的则逐字逐句地修改他们的出国申请。很多后来成为著名教授的医学家那时都是他家的常客，经常去求教英语方面的问题。如天津医大总医院脑外科的薛庆成，内科的李汉瑞、翟德佩、赵青，天津医学院药理系的张才丽等教授。笔者与陈教授的次子陈道开曾是内蒙古四子王旗一个土炕上的"知青插友"，尊称陈老为"伯父"，从小就和他全家人都很熟悉，有时候见到找陈教授的人太多，只能逐一进去和陈教授见面，而其他人则在他家的小院里坐在小马扎或者小板凳上静静等候。

改革开放初期，天津众多医学家出国留学和交流互访，大多数都浸入了陈宗宽教授的劳动和汗水。众所周知，到美国留学的第一道关就是要通过托福考试，为此，陈教授在天津医学院和南开大学开办了数期托福培训班，帮助多人考过了托福，成功出国。那些年，陈宗宽教授为多少医学家翻译出国文件和申请经常通宵达旦地工作已经记不清，这些医学家学成回国之后，大多心怀感激，不忘当初陈教授对他们的推荐和帮助。即使在晚年重病住院时，病情稍微一缓解，就有不少医生请他指点修改英文的论文。得过陈宗宽教授帮助的人成名成家者不少，但局外人很少知道背后陈宗宽教授的鼎力相助。

天津医科大学(原天津医学院)是很多现代医学大家的聚集地，更是我国最早进行国际交流的医学院校之一，很多工作离不开英语，当然也离不开陈宗宽教授。陈宗宽教授是天津医学院第一任外语教研室主任，除了英语教学受到学生们的欢迎，其英文词汇量之大，不可胜计，特别是医学词汇和医学英语的语法习惯及用法，可参见他编写的《医学常用短语》。陈宗宽是笔者见到过医学词汇量最大的教授，没有之一。懂英语的人才不少，但对医学英语造诣如此之深的教授，笔者仅见过他一人。

陈先生逝世时，天津医学院的悼词写道：

天津医学院原外文教研室主任陈宗宽教授因长期患病、医治无效，于1991年7月21日下午1时50分不幸逝世，享年74岁。

陈宗宽教授1941年毕业于燕京大学外文系英语专业，曾先后任职于外国驻华机构及外贸企业，于1961年应聘来天津医学院外文教研室执教，历任讲师、副教授、教授，并长期担任外文教研室主任，直至1988年光荣退休。

陈宗宽教授早在解放前就坚持真理，追求进步，拥护中国共产党的革命事业，在外国驻华机构工作期间，不顾个人安危，协助我党地下工作者开展革命活动，为祖国的解放事业作出过积极而有益的贡献。1949年后，他充分发挥自己的专业特长，协助政府有关部门清查外国在华企业资产和其他艰巨而重要的工作，保卫了国家的安全和权益。他一贯积极要求进步，拥护党的领导，拥护社会主义，拥护党的方针政策，忠诚党的教育事业。即使在"文革"中遭受迫害，他仍然忍辱负重，从不宣扬自己的功绩，不抱怨组织和群众，保持着坚定不渝的崇高信仰和革命情操。

陈宗宽教授献身教育事业三十年来，忠心耿耿，兢兢业业，勇挑重担，敢于负责，是天津医学院外语教学的开拓者之一。他学识渊博．诲人不倦，不仅为国家培养出数以千计的精通外语的医学人才，也培养了一批忠诚党的教育事业的外语师资力量。

陈宗宽教授严谨的治学态度和提携晚辈的优良作风一直受到广大师生的普遍尊敬。特别是党的十一届三中全会以来，陈宗宽教授为贯彻党的改革开放政策，不顾年迈体衰，经常带病坚持工作，多次举办各类脱产提高班，亲自登台授课，为扩大我院和天津市的对外交流与合作作出了突出贡献。

在半个世纪的外语工作生涯中，陈宗宽教授以勤勉好学、博闻强记赢得国内翻译界同仁的赞誉，陈宗宽教授曾任天津市政协编译委员会常务理事等多种社会职务，近年来曾先后出版了《医学常用短语》等学术著作，并曾参加了《大英百科全书》《顾维钧回忆录》等重要著作的编译及审校工作。在退休之后，陈宗宽教授仍经常以抱病之躯，义务为新闻或出版单位译、校重要文献，表现了老一辈知识分子精诚报国的高风亮节。

陈宗宽教授作风严谨、待人诚恳；秉性耿直、助人为乐；克己奉公，热心公益事业。陈宗宽教授的不幸逝世，使我们天津医学院失去了一位优秀的教师，使天津市翻译界失去了一位杰出的翻译家，使党的事业失去了一位忠心耿耿的同志和朋友。我们要化悲痛为力量，学习陈宗宽教授的高尚品质和优良作风，激励我们献身党的事业。

从上述悼词中可以看出，天津医学院党委对陈宗宽教授的评价可谓实事求是，评价颇高。

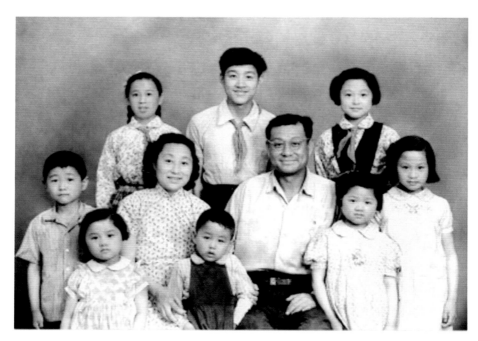

陈宗宽教授张敬斋夫妇与子女们合影（1958）：后排左起陈道芊、陈道琦、陈道昕（陈群）；第二排左起陈道开、张敬斋、陈宗宽、陈道英；第一排左起陈道荃、陈道明、陈道华

（文中照片及部分资料由陈宗宽子女陈道琦、陈道华提供）

（赵建国）